医者はなぜ、乳がんの「予防法」を教えないのか

——間違いだらけの乳がん検診

サミュエル・S・エプスタイン MD
デイビッド・スタインマン／スザンヌ・ルバート 著
阿部孝次／氏家京子／葉山悠子 訳

JN265002

CHUO ART PUBLISHING CO.,LTD.
中央アート出版社

THE BREAST CANCER PREVENTION PROGRAM

by Samuel S.Epstein,M.D., and David Steinman with Suzanne LeVert

はじめに

私たちが常日頃常識としていることや、信頼に値するはずの大変重要な情報が、実は誤りであったり、ある特定の人々や団体の利益のために誤って伝えられているとしたら、と考えたことはありますか。

そんなはずはない、マスコミや政府や、信頼度の高い大企業にそんなことがあろうはずはない、と思われるかも知れません。しかし、残念なことに、私たちの周りには、誤った、あるいは操作されてゆがめられた情報が氾濫しているのです。

そして、そのゆがめられた情報によって、世の多くの女性の命が危険にさらされているとしたら、この事態はとても放置しておくことはできません。

この本で扱う乳がんの予防に関する情報は特に、様々な利害が渦巻いて、安心とは程遠い検査・検診が主流としてまかり通っています。

乳がんから女性を救うために行われていることは、できてしまったがんを発見することに重点が置かれ、予防についてはほとんど考慮されていません。これはまったく不思議なことです。

また、様々な検査方法の中には、がんを予防するどころか、かえってがんを拡大したり悪化させてしまう危険を持った方法もあります。現在、がん検診の最も優れた手段とされている、マンモグラフィー検査もその1つです。

乳房の形を整えるインプラント、エストロゲン療法、予防薬とされている各種の薬品、それらの中にもがんを誘発するリスクを孕《はら》んでいるものが少なくありません。

なぜそのようなことが起きるのでしょうか。それは、高価なマンモグラフィーの機械を導入した病院は、早くその機械の減価償却をして、利益を上げなければならず、したがって、一人でも多くの女性に使用したいからです。

予防薬も、仕入れたならば、売りさばかなければなりません。仕入れてしまった後でその薬品に不審な点が見つかっても、それが隠しおおせる程度のものであれば、企業の利益をまもるために管理団体はその事実を公表しません。

日本やアメリカのような資本主義の国では、企業が利益をあげることで経済が成り立っています。ですから、企業が痛手を受けるような事態は極力避けようとするのです。もし、マンモグラフィー検査が危険であることがわかって、機械を回収しなければならない事態になれば、莫大な金額でその機械を設置した病院は多大な損害を受けるし、せっかく仕入れた薬品に副作用などの欠点が見つかり使用できないとなれば、製薬会社の損失は少なくありません。

さらに、予防よりも発見に力が注がれるのは、治療によって医療機関が多くの利益を確保できるからにほかなりません。

日本の医療機関には良心的な医師も少なくありませんが、国のシステムは必ずしも良心的とは言えないのが現実です。

ではどうしたら良いのか、女性はどうやって乳がんから自分の身をまもるべきなのか。医者も病院も信じられなければお先真っ暗ではないかと不安になることでしょう。

ご安心ください。この本には、もっと確実で、しかも安全に、乳がんから女性をまもる方法が書かれています。しかしその方法は、前述のような理由から、一般の医療機関では積極的に教えてくれません。女性のみなさん、そして一部の男性も、ここに書かれている忠告に耳をかたむけ、紹介する方法を活用すれば、健康に長寿を全うできることでしょう。

そして、もっと詳しい詳細なデータと説明を必要とする人は、同じ著者による『乳がんリスクファクターのすべてを知る』（中央アート出版社）をごらんください。

【もくじ】

序章

乳がんのリスクをつくるもの

毎年数多くの女性が乳がんと診断されているのに、そのリスク（危険性）と予防法は、あなたのもとに届かない。あなたに知らされるのは、がんになってからできること、「早期発見・早期治療」についてだけ。この本では、乳がんに関係する医学的、科学的な情報を知らせ、同時に、乳がんのリスクと予防法に関する情報も届けていく。

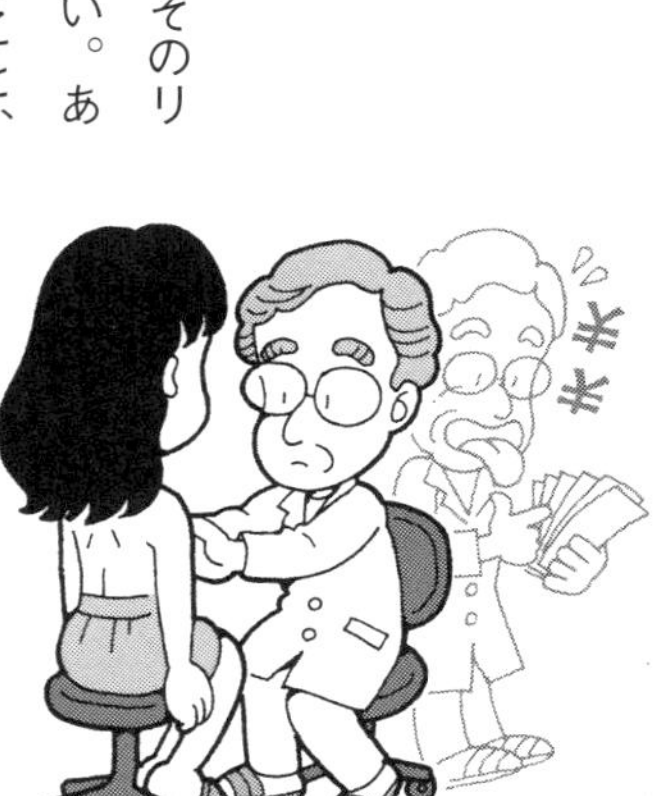

乳がんになれば、それが原因で命を落とすかもしれないし、乳房を失うかもしれない。この病気は、女性の「生と性」を真正面から攻撃する。そして、これは女性だけの脅威ではない。その夫やパートナー、両親、子どもたち、兄弟姉妹にまで、大きな影響を及ぼす問題でもある。

乳がんは、女性の人間関係や人生すべてを、大きく揺るがすものだ。

多くの人が、乳がんになっている。そしてこれは運命で、どうやっても避けられない不幸のように思われている。乳がんと診断される人が年々増えることとは、あたりまえのようにニュースになる。遺伝子研究や、診断・治療法開発のニュースは派手に報道される。

しかし、いちばん重要なことを、マスコミは伝えていない。世界的に無視することに決まっているような情報がある。「がんの予防法」もその1つだ。世の女性たちが予防法を知っていれば、毎日の暮らしの中で、がんを遠ざけ、防ぐことができる。それなのに、避けられる危険が、まだ、すべて知らされていないのである。

がんの予防法が広がらないことは、医療の専門家たちにも責任がある。例えば、私が住んでいるアメリカでは、米国立がん研究所（ＮＣＩ）や、米国がん協会（ＡＣＳ）に多くの責任がある。こうした組織の利益は、がんになってしまった人に手を貸すことで保たれているのだ。だから、乳がんを事前に減らすことより、早期発見や治療法の普及、遺伝子研究などが最優先されていて、がんの発症数を少なくするために、がんを予防する技術には、目もくれない。

あるがんの研究者が、次のように記している。

「乳がんは解決するのに骨が折れる問題だ。私たちは、多くの研究を重ねてきたが、そこで得られた知識はほとんど世の中の女性たちに伝えられていないからだ」

そこで、これまで伝えてこなかった知識をお知らせするのが、この本の目的である。

まず、乳がんの発生にかかわる、医学的な原因、環境的な原因を挙げ、また、発がん原因を避けるための、実行可能な方法もご紹介していこう。

世間には、書籍や雑誌も含め、たくさんの情報がある。それらも、大いに参考にしてほしい。乳がんの予防方法の詳細について書かれた本、例えば、食事のこと、エストロゲン補充療法や放射線治療のことを説明した本も、本書と同時に読んでみればより役に立つと思う。

本書では、乳がんに関する次のような質問に、わかりやすく答えている。

●親や姉妹に乳がん経験者がいると、乳がん発症の可能性は高くなるか？
●子どもを産んだか産んでいないかということが、乳がん発症に関係するのか？
●子どもを母乳で育てるべきか？
●経口避妊薬の服用のリスクは？
●エストロゲン補充療法（ＥＲＴ）のリスクは？
●マンモグラフィー（乳房Ｘ線撮影）検査をするべきか？
●医学的検査で避けるべきこととやるべきことは？
●食事や飲み物と、乳がん発症の関係は？

●喫煙と、乳がん発症の関係は？
●日常的な運動は、乳がん発症のリスクを減らすか？
●精神的な落ち込みや強いストレスが、乳がん発症に関係するのか？
●汚染された食品は何が危険か？
●乳房インプラントは、乳がん発症のリスクを高めるか？
●毛染めは乳がん発症のリスクを高めるか？
●住む場所、仕事をする場所と、乳がんの関係は？
●電磁場とはどのような場所か？　そこは避けるべきか？
●マンモグラフィー検査は、かえって乳がん発症のリスクを高めるのではないか？
●非ホルモン薬でも、女性にとって危険なものがあるのか？
●輸入牛肉には、エストロゲンなど、ホルモン剤が使われているらしいが、その影響は？
●成長ホルモン剤を注射した乳牛から搾《しぼ》った乳製品を飲んだ子どもたちは、成人後に乳がんなどを発症するリスクは高まるのか？
●化学物質を扱う職場環境は、乳がん発症のリスクを高めるか？
●パートナーが発がん性化学物質を服に付けて帰宅すると、がん発症のリスクは高まるか？

第1章 乳がんになりやすい人

知らされていないだけで、本当は、乳がんの原因はわかっている。乳がんの予防法もわかっている。まずは、乳がん発症のリスクを高めているものを知ることが大事。

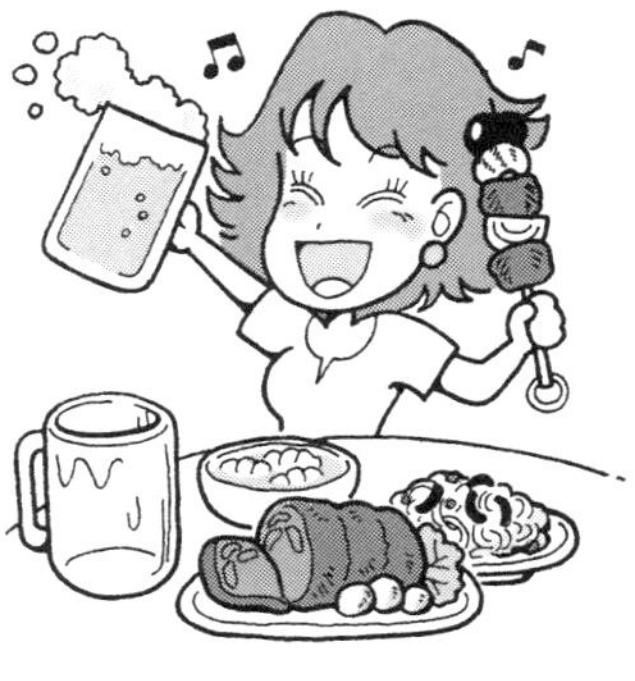

「乳がんのリスク」について話を進める前に、私たちが信じ込まされている「乳がん神話」、つまり、ホントのようなウソ、を先に片づけてしまいたい。

▼乳がん神話・その1「乳がんの発症率が年々高くなるのは、女性の寿命が長くなっているからだ」

更年期（閉経）を迎えると、女性は乳がんになりやすい。寿命が延びて更年期を迎える女性が増えれば、乳がんになる女性の数も増えるのは当然だ、という解釈がある。でも、寿命が延びたことが、乳がん増加の理由にはならない。

1950年以降、平均寿命は比較的安定しているが、乳がん発症率は55％も増えているのだ。

▼乳がん神話・その2「乳がんの発症率が高くなったのは、昔より病気が早期発見できるようになったからだ」

乳がんの発症率が非常に大きく高まり始めたのは大規模にマンモグラフィー検査が導入される前のことである。さらに、こうした大規模検診をまだ実施していない国でも、同じように乳がん発症率は増えている。

▼乳がん神話・その3「乳がんは、予防することができない」

なぜか多くの人が信じている、こんな危険な神話は、即刻追放するべきだ。

これまで多くの医師たちが、乳がんのリスクファクター（危険因子）として、遺伝的な問題、生物学上の問題（早い初潮と遅い閉経）、食事の問題、を訴えてきた。それでも、米国がん協会は、資金源になっている製薬業界や放射線業界の手前、環境汚染物質や食品添加物ががんの原因になっている現実を無視し続けてきた。

だから、大半の女性たちが、乳がんの予防法はないと思うようになってしまった。そして、早期発見、早期治療、遺伝子検査が、実現可能な最良手段ということにされている。

今、世の中で起こっている乳がん医療の悪循環が、これである。一般市民は遺伝子研究、化学的予防（乳がん予防のために薬を使用すること）の研究、診断と治療の開発、などのためにお金を払わされている。マスコミは、その研究成果をまじめに報道する。しかし、簡単に避けられる原因の研究は、なぜか注目されず、乳がんの発症率は上昇するばかりだ。

なぜそんなおかしなことが起こるのか、どれだけ多くの犠牲者が毎年出ているか、真実を知るには何ができるかを、本書で学んでいただきたい。

乳がんのリスク原因になるもの

生物科学が発展したおかげで、私たちはがん細胞の怖さがよくわかるようになってきた。がんと総称される幅広い病気では、1個の細胞が狂うところから始まり、異常な成長を続ける。この異形化は、細胞内の誤作動によってどこからともなく始まることもあれば、細胞が発がん性物質に触れることで異常な細胞分裂のきっかけになることもある。がんは悪性細胞の集合体で、際限なく増殖し、周辺の組織を侵し、全身に広がっていく（転移する）こともある。

通常、全身の細胞は、どのような状況で、どの程度の増殖をするのかを知っている。また、破壊され、消えていく割合も、ほぼ決まっている。ほとんどの細胞は、その遺伝情報により、生存期間に限りがある。しかし、発がん性物質などが原因でこの遺伝情報が変わると、細胞はコントロールを失って遠慮なく成長を続けるようになる。こうなると、細胞は適切な時期に死を迎えられなくなって生き続け、腫瘍《しゅよう》になるまで分裂を繰り返すのである。

乳がんは、乳房に発生する悪性腫瘍である。近くの組織を侵すこともあり（リンパ腺など）、血流を利用して、肺、骨、肝臓、脳に転移しやすい。

普通、メディアでの乳がんの話題は、大半が遺伝的原因について述べられたものである。こうした研究への出資が途絶えないのは、「遺伝子治療の技術が高度化すれば、医師たちが乳がんの遺伝子を破壊してくれるようになるのではないか」と市民が期待しているからである。そうすれば、女性たちは生まれながらに、病気を予防できるはずである。

しかし、遺伝子技術でできる予防は、ほんの一部分だ。実際、すべての乳がんのうち、遺伝子が直接その発症原因になっているケースは、ほんのわずかだ。ほとんどの乳がんは、間違いなく、環境、医療、個々の事情、などに強い関連性があり、自分たちで予防することができる。

知らされていない乳がんのリスクファクター（危険因子）

現代医療に潜むリスクファクター

- 経口避妊薬（ピル）、特に若年期からの長期利用
- エストロゲン補充療法（ERT）、特に多量の長期利用
- 閉経前のマンモグラフィー、特に若年期からの繰り返しX線被曝《ひばく》
- 非ホルモン系処方薬、例えば降圧剤（抗高血圧薬）
- シリコンジェル乳房インプラント、特にポリウレタンで包まれたもの

食事と環境に潜むリスクファクター

- 未公表の発がん性物質やエストロゲン様化学物質で汚染された、動物性脂肪の多い食事
- 家屋内での化学物質への曝露《ばくろ》、近隣の化学工場や有害廃棄物による汚染
- 職場環境での、様々な発がん性物質への曝露

生活習慣に潜むリスクファクター
- お酒、特に若年期からの多量摂取
- たばこ、特に若年期からの多量喫煙
- 不活発でデスクワーク中心の生活習慣
- 毛染め、特に若年期からの長期使用

このリスクファクターのリストを見て、驚いただろうか？　ひょっとして、避妊薬やエストロゲン補充療法が、必ず役に立って絶対に安全なものだと信じていなかっただろうか？　売っている食品は、すべて安全だと考えていなかっただろうか？

疑いなく暮らしてきた人にとって、これは驚きのリストかもしれない。しかし、女性たちの乳がん発症につながっているこれらのリスクファクターがわかれば、あとはそれらを遠ざけるだけ。このことが、乳がんになるのを防ぐ最も大きな力になるのである。

科学は、自然なできごとに名前を付け、例えば「更年期障害」と呼ぶことで病気と捉えさせ、女性たちに治療薬を勧める。反面、経口避妊薬やシリコンジェル乳房インプラントは、いわゆる文明の利器だが、乳がん発症のリスクを高めているにすぎない。

農薬業界は、より多く安い食品を生産するため、有毒な農薬や、食肉牛を太らせる成長ホルモン剤を開発した。しかし、それらが人間の身体でどうなるかは考えてこなかった。

日々の暮らしは、よりスピードアップし、電子レンジ、ヘアドライヤー、電気毛布があたりまえに使われている。工場や研究所では発がん性化学物質や放射性物質を合成していたり、それらを材料に商品を作っているのが普通だ。

あなたの乳がんのもとを調べる

本書の読者は、今後の暮らしの中で、リスクファクターを遠ざけるための合理的な判断ができるようになるはずだ。まず、避けることが難しい、遺伝、年齢、出産歴に関連したリスクファクターについて簡単に触れておこう。

遺伝

今日までに、乳がんと関係のある遺伝子を、少なくとも3種類突き止めている。そのうちの

2つは「BRCA1」（最初、この遺伝子は、東欧と中欧に住むユダヤ人から発見された）と、「BRCA2」と呼ばれ、どちらも「がん抑制遺伝子」である。

このがん抑制遺伝子がきちんと働いていれば、細胞が異常分裂を始めてがん化するのを止めてくれる。しかし、これらの抑制遺伝子に不具合がある場合、乳がんになる確率が高くなる。

3つめの遺伝子は、エストロゲンというホルモンの生産にかかわる「CYP1」と呼ばれるものだ。CYP1遺伝子に変形が生じると、その女性は、エストロゲンの生産も早く始まる。エストロゲンとの接触が増えるほど、どの年代でも、乳がん発症のリスクは高まる。

乳がんに関係する遺伝的なリスクについて3段階式のわかりやすい考え方を紹介しよう。

1　平均か、平均よりやや高いリスクがあると思われる場合

①家族にがんの経歴がまったくない。

②50歳以上で乳がんと診断された近親者が1名いる。

※乳がんを発症する確率は、7・7～13％ほど。

2　中程度のリスクがあると思われる場合

①50歳前で乳がんと診断された近親者が1名以上いる。

②父方か母方のどちらか一方の近親者に、50歳前で診断された乳がん経験者が2名いる。
※一生涯の間に乳がんを発症するリスクは、13〜25%。

3　高いリスクがあると思われる場合

父方か母方のどちらか一方の近親者に、乳がん・卵巣がん経験者が3名以上いる。
※乳がんを発症するリスクは、25〜50%。

乳がんのほとんどが、遺伝的な問題とはほぼ無関係である。ただ、生活環境が似かよった家族の中に、乳がん経験者がすでにいる場合に限り、通常よりも発症のリスクが3倍高いことを知っておこう。

遺伝学者なら誰もが知っていることだが、遺伝子に対して圧倒的な影響力を持っているのは、環境である。遺伝子は、構造的にそれほど安定しているものではなく、むしろ、環境から受ける影響に対して敏感なのである。つまり、どんな家庭に生まれたかよりも、どこで生活しているかのほうが、より重要な問題なのだ。

つまり、比較的乳がんの発症率が低い国から、アメリカのような発症率の高い国に移住した女性は、元々アメリカに生まれ育った女性たちと同様にリスクが高くなる。

年齢

乳がん発症のリスクは、年齢が高くなるほどリスクは高まる。事実、乳がんの80％が、50歳以上の女性に発症している。

平均年齢は64歳が中心で、その前後で、全体の約半分ずつに分けられる。

当然のことだが、どの年齢においても、その人が持っているリスクが大きくなるほど、乳がん発症の確率も高くなる。

例えば、35歳の場合、環境の悪化でリスクが倍になるということは、622人に1人だった確率が、311人に1人まで上昇する。（次ページの表参照）

妊娠・出産歴

女性ホルモンの一種に、エストロゲンというのがある。一般には、エストロゲンが増加すると、乳がんを発達させるリスクも高くなるといわれる。40年以上にわたり月経がある女性は、30年以下しか月経を経験していない人に比べて、乳がんになるリスクが高い。

エストロゲンは、本来は女性が自分の体内で作り出す性ホルモンで、この分泌量は妊娠によ

年齢別、乳がん発症リスクの平均値

年齢	1年当たりのリスク値	リスクが倍増した場合
25	19,608人に1人	
30	2,525人に1人	
35	622人に1人	311人に1人
40	217人に1人	
45	93人に1人	
50	50人に1人	25人に1人
55	33人に1人	
60	24人に1人	
65	17人に1人	
70	14人に1人	
75	11人に1人	
80	10人に1人	5人に1人
85	9人に1人	
85以上	8人に1人	

米国立がん研究所の報告データより

っても影響を受ける。

例えば、一度も妊娠したことがない女性は、30歳前に出産を経験している女性に比べて、乳がん発症のリスクが高い。しかし、30歳以降に初めて妊娠を経験した女性は、今度は、一度も妊娠したことがない女性よりも、乳がん発症のリスクが高くなる。

エストロゲンの量、それが乳房組織に影響を与えてしまう。このことは、どれも自分でコントロールできないように思うかもしれない。

だが、乳がんの発症率が高くなっている原因の1つには、経口避妊薬や閉経後のエストロゲン補充療法により、多くのエストロゲンにさらされる女性が増えたことが、乳がんを増やしていることがいえる。

後の章では、医学、食事、環境が、現代女性のエストロゲンに触れる機会をより多くしていることについても解説する。

現代医学のリスク

現代の医学的進歩が、乳がん発症のリスクを一層高めている例を3つあげよう。

第1は、乳がんの「早期発見や予防」として有望視されてる、**マンモグラフィー**。これは、閉経前の女性たちにとっては、利益よりも害のほうが大きい。また、診断や治療のための**X線**も、リスクを高める。特に、幼児期にX線を浴びた影響は大きい。

第2は、**乳房インプラント**。これも女性の乳がん発症率を高めている。

第3は、乳がんの治療に用いられる、**タモキシフェン**という薬。健康な女性が乳がん予防のためにこれを使用と、重篤なリスクをもたらすこともある。

医学に関連したリスクについてここで述べるのは、何も、現代医学を非難したいからではない。現代医学には、有益なものも数多く存在することを付け加えておく。

食事と環境

スーパーマーケットには、発がん性物質やエストロゲン様化学物質に汚染された肉がたくさん売られているし、野菜や果物には毒性のある殺虫剤がかかっている。

多くの人は、毎日、電子レンジから出てきたものを食べ、ドライクリーニングの化学物質に触れ、コンピューターや携帯電話から出る電磁波を浴びて暮らしている。

これらは、私たちの暮らしを便利にしていると同時に、がんの発症率を高めるなど、健康問題も生み出している。健康をおびやかす危険は、家庭、近隣、職場にあることを知っておこう。

喫煙も飲酒も乳がんに悪影響を与え、特にホルモン補充療法中の女性の飲酒は、乳がん発症のリスクをより高くする。そして肥満やストレスも、乳がんを進行させる。

専門家は、乳がんの原因として考えられる屋内の汚染物質を、①洗濯・そうじ用洗剤、②芝生・庭園用殺虫剤、③調理・加熱機器からの臭気、④汚染された作業着、に分類している。

ほかに、ヘアドライヤー、電気毛布、テレビなどからの電磁場放射線も、当然ながら乳がん発症のリスクを高める一因になる。

職場環境にも、乳がん発症のリスクを高めるものが存在しているかもしれない。

この後の章では、これらについて詳細に述べていく。

第2章

女性ホルモンと乳がん

健康な乳房に、ホルモンがどのように影響を与えているかを知ると、乳がん発症のリスクを減らそうとするときにも役立つ。特に、妊娠や授乳に関して、自分はどうしたいのか、きっぱりと決断ができるようになるだろう。

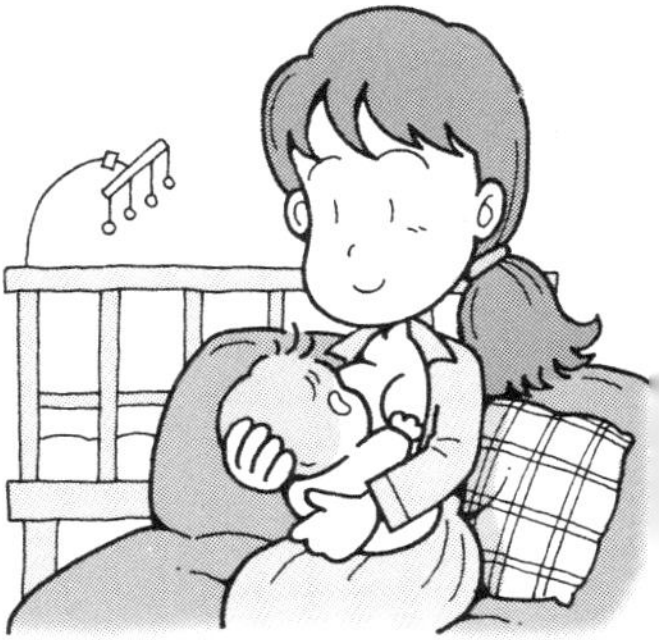

睡眠、食欲、性的欲求、心拍数……、身体のほとんどの機能には、ホルモンと呼ばれる化学物質がいつも関与している。

ホルモン物質の中でも、乳房に直接影響を与えるのは、**エストロゲン**と**プロゲステロン**という、2種類の女性ホルモンで、女性ホルモンは卵巣《らんそう》からいちばん多く分泌されている。

このエストロゲンが、ほとんどの乳がんの発達に大きな影響を与えている。

エストロゲンがあると、乳房の細胞分裂は勢いづき、どんどん分裂が進む。細胞が分裂するとき、もし遺伝子に変形が発生したら、それは突然変異細胞になる。それが、がん細胞だ。このとき、エストロゲンの分泌量が多いと、突然変異細胞が勢いよく分裂を繰り返し、どんどん増殖していく。つまり、がん細胞は増殖しやすいということになる。

これで、経口避妊薬やエストロゲン・ホルモン補充療法の普及と同時に、乳がんの発症率が高くなってきた1つの理由が説明できるだろう。

今、乳がんは、大きく分けて2つの異なった種類に分類することができる。

1つが、主にエストロゲンの影響を受けて発症する「エストロゲン性乳がん」。もう1つが、比較的数が少ない「非エストロゲン性乳がん」である。そして、前者の「エストロゲン性乳がん」の発症率は、特に閉経後の女性を中心に急増しているという。

エストロゲンに影響を与えること

なぜ、「エストロゲン性乳がん」が今日になって多くなってきたのか?

それは、標準的な生活を送っている女性たちが、以前よりも多くのエストロゲンに、より長期間さらされるようになったことと、より発がん性の強いエストロゲンや、「悪い」タイプのエストロゲンにさらされやすくなったことが原因である。

そして、過剰なエストロゲンへの曝露《ばくろ》には、次のような背景が挙げられる。

●経口避妊薬と、エストロゲン補充療法の一般化により、エストロゲンに触れる期間と、浴びる回数が増えた。また、血液中に循環させるエストロゲンの総量が増えた。
●私たちの食物がエストロゲンや、エストロゲン様化学物質によって汚染されるようになった。
●栄養不足、運動不足、酒量の増加などの生活習慣が。血中のエストロゲン循環量を増やした。
●子どもをつくらない、高齢での初産、母乳を与えない育児、などがエストロゲンの総量に影響を与えている。

エストロゲンとは何か?

女性が成長して、身体に特有な変化が起きるのは、通常は10歳を過ぎる頃からだ。この年頃になると、卵巣の働きが活発化し、性ホルモンを作り出すようになる。性ホルモンの中でも強力なのが、**エストロゲン**と**プロゲステロン**で、これらが肉体的な変化を起こさせる。

標準的な健康状態の女性であれば、初潮から閉経を迎えるまでの間、一定の周期に沿って血液中のエストロゲン量が増減するようになる。閉経は、思春期の逆のような現象で、これを境に卵巣などからのエストロゲン分泌量はより少なくなっていく。

女性に生理が始まると、乳房組織はエストロゲンからの影響をはっきりと受けるようになる。まず、月経（排卵）周期の前半では、卵巣がエストロゲンを分泌する。これが、乳腺内の新しい細胞を成長させる。ひとことで言って、エストロゲンは「増殖」ホルモンなのである。これで、細胞は増加し、母乳の製造可能量も増えることになる。腺管は長くなり、大きくなる。

次に、月経周期の後半で、乳房にある乳腺はプロゲステロン（もう1つの女性ホルモン）でいっぱいになる。プロゲステロンは、エストロゲンと正反対の役割を持ち、増殖のための細胞分裂を抑制する。つまり、「エストロゲン性乳がん」に対しては、予防的に作用する。

妊娠しなければ、2つのホルモン量は減り、女性の身体は新しい細胞を吸収してしまい、乳房への血流量も減る。こうして、次の月経周期を迎える。

妊娠した場合は、乳房が非常に大きくなる。乳房は、妊娠期の終わり頃までに、エストロゲン、プロゲステロン、その他のホルモンの影響を受けながら、母乳を作り出せる器官になっていく。そして、出産が行われれば、その他のホルモンによる刺激で母乳が作られる。

乳がん発症のリスクについて考えるとき、知っておいたほうが良いのは、妊娠した女性の乳房は、臨月に至るまでの全時間をかけて、その発達を完了させる、ということだ。だから、発達の最終段階に届くまで、乳房細胞は未成熟であり、エストロゲンや様々な発がん性汚染物質の影響を受けやすく、異常な変化を起こしやすいのである。

乳房組織は、特にその女性の初潮（初経）から最初の妊娠までの間、環境中の発がん性物質に対して敏感であるということを示した研究もある。

エストロゲンの種類

①天然のエストロゲン

卵巣、副腎、脂肪組織では、**エストロン**、**エストリオール**、**エストラジオール**の3種類のエストロゲンを作り出している。どれも、女性化させるための作用があり、受胎能力や、女性的な特徴を維持する役割がある。

エストラジオールは、最も強力で、豊富なタイプのエストロゲンである。

エストロンとエストリオールは、比較的影響力が小さく、作られる量もあまり多くはない。

このほかに2種類のエストラジオールが身体の中で作られている。1つは、2-ヒドロキシエストロンという「良いエストロゲン」で、乳がん発症のリスクを減らす。もう1つは、16-アルファ-ヒドロキシエストロンという「悪いエストロゲン」で、がん発症の引き金となる。

つまり、エストロゲンの乳房に対する影響力は、その総量だけでなく、「良いエストロゲン」と「悪いエストロゲン」とのバランスによっても違ってくる。

②人工合成のエストロゲン

製薬業界では、数多くの人工合成エストロゲンを開発している。経口で摂っても非常に強い影響力があり、発がん性も高く、天然のエストロゲンよりも長期間体内に留まっている。

人工合成のエストロゲンに長期間さらされることは、確実に乳がんになるリスクを高める。

乳がん発症のリスクを高める、エストロゲン薬

ニュースなどでは全く逆のことを報じているかもしれないが、経口避妊薬や、エストロゲン補充療法は、乳がん発症のリスクを高めるものだ。

- ホルモン補充療法を15年間続けた女性は、乳がん発症のリスクが30％高まる。
- 経口避妊薬を2～3ヶ月使用すると、乳がん発症のリスクが30％増す。

③擬似エストロゲン（環境ホルモン）

擬似エストロゲンは、本物のエストロゲンとは化学的にまったく違う物質だが、本物のエストロゲンのように乳房細胞の分裂に対して、正常にも異常にも刺激を与える。また、天然のエストロゲンの影響力を増加させる特徴もある。例えば、「悪いエストロゲン」の生産量を増やしたりして、エストロゲンにさらされる時間を長期化させたりする。

④植物エストロゲン

人間の体内に入ると、エストロゲンのように作用する植物成分がある。植物エストロゲンには、エストロゲンの量を全体的には減らしながら、「良いエストロゲン」の生産量を増やすようなものもある。大豆などに含まれる植物エストロゲンが、エストロゲン補充療法の代用として安全だと考えている者もいる。

エストロゲンと乳房

エストロゲンが（または、擬似エストロゲンや植物エストロゲンが）、いったん受容体を持った細胞に付着すると、それは細胞やＤＮＡの遺伝子構造に変化のきっかけを与えることになる。多くの場合、この変化はプラスに作用する。例えば、エストロゲンは、女性の皮膚を柔軟にさせ、骨を強くしたり、心臓病になりにくくしたりもする。

乳房の細胞には、エストロゲン受容体がたくさんある。そして、エストロゲンに対して非常に敏感に反応し、乳腺、乳管、その他の乳房組織の発達が促される。

しかし、遺伝的な奇形や発がん性物質による異常がすでに乳房に存在し、同時にあるエストロゲンが、特に「悪い」タイプのエストロゲンだった場合などは、それが異常な細胞の分裂をより速いスピードで行わせることになり、がんの成長を促進させる可能性がある。

乳がんの発症が、主に更年期以降の女性の間で起こっているのは、エストロゲン様化学物質への曝露頻度が多くなったことが関与しているようだ。

エストロゲンの窓

がんの発達過程にエストロゲンが影響を与えていることは、間違いのない事実だ。

女性の血液循環中にエストロゲンの流れる量が多くなっている期間は、初潮から閉経までの間で、生涯のうちのおよそ40年である。この期間を「**天然エストロゲンの窓**」と呼ぶ。

この意味するところは、「思春期を迎えた女性の卵巣が、初めてエストロゲンを作り出した時からこの窓は大きく開かれ、更年期で閉経を迎え、卵巣のエストロゲン生産量がぐっと減った時に同じ窓は閉じられる」ということだ（ただし、ホルモン補充療法を行えば、こうならない）。

もし、この窓が大きく開いている間に授乳をすると、その期間だけは一時的に窓が閉じることになっている。それは、授乳期間中には卵巣がほとんどエストロゲンを作らないからだ。

さて、乳がん発症のリスクを考えるときに、エストロゲンに対する次の3つの視点がある。

●**総合エストロゲン量**　女性が一生のうちに、さらされるエストロゲンの総量。つまり、この中には、天然のエストロゲン、人工合成のエストロゲン、擬似エストロゲン、植物エストロゲンが含まれている。

●**さらされた期間**　女性がエストロゲンにさらされていた時間的な長さ。これは、妊娠回数、母乳を与えたかどうか、などの条件により異なってくる。

●**「良いエストロゲン」と「悪いエストロゲン」のバランス**　乳がんの発症から保護してくれるようなタイプのエストロゲンに比べて、がん発症の刺激となるタイプのエストロゲンをどれだけ多く代謝したか、そのバランス。

エストロゲンと乳がん、そのリスク

	リスクを増加させるもの	リスクを減少させるもの
ホルモン薬	長期間の経口避妊薬使用 長期間のエストロゲン補充療法	経口避妊薬未使用 エストロゲン補充療法をしない
食事	工業用汚染物質を含有する食物の摂取 高動物性脂肪、高カロリー	保護成分を含有する食物の摂取 低動物性脂肪、低カロリー
ライフスタイル	アルコール飲料の摂取 タバコの喫煙 肥満 活動的でない	わずかな飲酒か、摂取しない わずかな喫煙か、喫煙しない 正常体重か、やせている 定期的、精力的な運動
出産・妊娠歴	早すぎる初潮 遅い閉経 妊娠経験がないか、高齢の妊娠 授乳経験なし	より遅い初潮 より早い閉経 若い時期の妊娠 授乳経験あり

上の表は、乳がん発症のリスクにかかわる、食習慣、医療、妊娠と出産、生活習慣について、概要をまとめたものである。つまり、こうしたことすべてが、女性の血液中に流れるエストロゲンの良し悪しや、総量を決定していく。

妊娠と出産

妊娠と出産に関する問題のキーポイントをあげてみよう。

- ●初潮と閉経の年齢
- ●妊娠経験の有無と年齢
- ●妊娠中絶（流産）の有無と年齢
- ●授乳経験の有無

初潮と閉経の年齢

エストロゲン量が最大で、その活性が高いのは、女性の卵巣がエストロゲンを生産している間。つまり、初潮から閉経までの、およそ40年間だ。この妊娠可能な期間が長いほど、その女性が乳がんを発症するリスクも高くなる。

一見、このリスクは、自分の努力では、低くすることができない種類のものと思える。しかし、妊娠可能な時期の始まりと終わりは、主に2つの生活習慣によって非常によくコントロールすることができるものだ。

1つは、その女性が**よく食べるものと、その量**（量によって、女性の体重も決まる）。もう1つは、その女性の**運動量**、である。

思春期は、視床下部（脳内にある調節部）から卵巣に、「エストロゲンの生産を開始せよ」と指令が行くことで始まる。その女性の体重、体脂肪率、運動量、これらの総合的な情報が視床下部に届くことで、卵巣に指令を出すタイミングが決まるという。

初潮年齢が早いほど、閉経の前でも後でも、乳がんを発症するリスクはより高まるのだ。

これと同じことは、閉経期についても言える。つまり、女性がより若いうちに閉経を迎えると、それだけ乳がんを発症するリスクは低くなるということだ。

例えば、42歳で閉経を迎えた女性は、52歳で閉経を迎える女性に比べて、乳がんを発症するリスクが半分に減るのである。

天然のエストロゲンを生産する期間をいくらかコントロールできる方法をお知らせしよう。

「食物繊維が豊富で、動物性脂肪の少ない食事」をしていると、「高脂肪で、食物繊維の少ない食事」をしている女性よりも、初潮がより遅くなり、生涯の排卵と生理の回数がより少なくなるという。また、**定期的に活発な運動を行っている**ことも、初潮時期を遅くするらしい。

非常に興味深いのは、低脂肪・高食物繊維の食事、そして定期的な運動というのは、同じように閉経時期を早める因子でもあるというのである。閉経時期が早くなれば、「エストロゲンの窓」をより早い時期に閉じることができ、つまり乳がん発症のリスクもそれだけ減らすことができるというわけである。

妊娠経験の有無と年齢

出産のことを考えるとき、多くの女性はそれが乳がん発症のリスクと関係があるとは思っていないだろう。しかし、妊娠すれば、女性の血液中のエストロゲン量は変化するため、乳房の健康問題に大きくかかわってくる。

乳がん発症のリスクに影響を与えることで、妊娠にまつわるものは、主に次の3つがある。

①子どもを生む判断

未成熟な乳房組織は、臨月に至り完全に成熟した乳房組織よりも、エストロゲンの刺激に非常に敏感だ。だから、子どもを生むことは、閉経前に乳がんを発症するリスクを小さくすると説明されたりする。

妊娠によって乳がん発症のリスクが低くなるのには、別な理由もある。

それは、妊娠中から出産後までの間、「エストロゲンの窓」が事実上閉じるからである。妊娠期間の初期だけは、エストロゲンの量が急上昇するが、やがて、エストロゲン値は急激に減少し、代わりにプロゲステロン値が増えてくる。

プロゲステロン値が高くなれば、乳房細胞の成熟が進み、より安定してくるので、出産後の母乳生産に備えて準備することができる。成熟した乳房細胞は、それほど激しく細胞分裂をしないので、発がん性物質の影響も受けにくいことになる。

乳がんに関して、妊娠が有利に働くことがもう1つある。妊娠中と、出産後数ヶ月の間、母乳に含まれるエストロゲンの量は、ふだんよりも少なくなるのである。

子どもを産んだことのない女性は、排卵周期が中断することがなく、乳房はより多くエストロゲンの刺激を受け続けることになってしまう。

このように、**エストロゲンにさらされる時期がより長いこと**や、その**エストロゲンによって乳房細胞の分裂回数がより多くなること**は、乳房細胞が発がん性物質から影響を受けやすくなることにつながるのだ。

②初産の年齢

女性の乳房細胞は、妊娠期間がすべて完了するときに初めて成熟期を迎えるという性質上、思春期から最初の子どもの出産までの間、乳がんの発症につながるような刺激にどうしても弱い。だから、**初産の年齢が若いほど、乳がん発症のリスクも低くなる**のだ。特に、24歳までに初産を経験していると、よりリスクが低いといわれる。

逆に、より高齢になってから初産を経験すると、乳がん発症のリスクは高くなる。例えば、35歳を過ぎてから最初の子どもを産むと、閉経前に乳がんを発症するリスクが30％上昇する

（赤ちゃんを母乳で育てれば、このリスクはいくらか減ることになる）。

妊娠するのと同時に、一時期だけエストロゲンの量が急増する期間がある、とすでに述べた。高齢での妊娠は、これまで長い間エストロゲンの影響を受け続けてきたことに加え、一層エストロゲンの量が増える。このときに乳がんを成長させる可能性がピークになってしまうのだ。

45歳に到達すると、このリスクの高さは減る方向に向かい、閉経後はよりリスクが低くなる。

③子どもの人数

何度も妊娠経験があると、それだけ乳房組織が成熟している期間が長くなることから、子どもを多く持つほど、その女性が乳がんを発症するリスクは低くなる。

ただし、例外がある。家族に乳がん経験者がいる女性の場合は、若いうちに何回も妊娠を経験すると、かえって乳がん発症のリスクが高くなる。

妊娠中絶（流産）

33歳以下で、妊娠第1期（妊娠の最初の3ヶ月間）に流産を経験し、妊娠期間の完了を無事に迎えていない女性は、乳がん発症のリスクが通常の2倍に上昇する。

妊娠初期には、一時的にその女性のエストロゲン値が増えるわけだが、流産すれば、妊娠が中断させられる。すると、乳房組織は成熟期を迎えることもできず、ただ、エストロゲンの刺激を受け続けることになる。ただし、エストロゲン値の急上昇が起こる前に流産すれば、乳がん発症のリスクを上昇させることはない。

しかし、妊娠を中絶させるかどうかは、様々な医学上のリスクを考えあわせ、慎重に決断してほしい。

母乳による育児

「母乳を与えて予防する」という研究もある。17ヶ月以上子どもに母乳を与えた女性は、がん発症のリスクが30％低くなるという報告があった。たった2週間の授乳経験だけでも、リスクは13％低くなるという。自分の子どもに母乳を与えることで、自らが乳がんを発症するリスクを減らせるのだから、なんと健康的な方法だろう。赤ちゃんは大切な栄養を受け取れ、その上に乳がんの予防にも役立つのだ。

理由は2つある。第1に、授乳している間は、母親の「エストロゲンの窓」が一時的に閉じるからである。第2には、授乳することで乳房内の発がん性物質濃度が低くなるからである。

赤ちゃんが乳首に吸いつくと、母親の視床下部に向けて、ある信号が発信される。すると、エストロゲン、プロゲステロンなどのホルモンが放出されるのを抑えるようになる。それで、授乳中には生理出血が一時中断し、授乳を終えた後の数ヶ月間もその状態が続くというわけだ。たいていの場合、「エストロゲンの窓」は1年か、それより少し長いくらい閉じている。逆に、子どもを母乳で育てない女性は、出産後すぐに排卵が始まる。

授乳行為は、それまで乳房内に蓄積していた発がん性物質や体脂肪濃度を減らすことが研究で明らかになっている。

しかしながら、不幸なのは、授乳することで母親が得られる予防効果は、その赤ちゃんに発がん性物質を含んだ母乳を与えることで得られるということだ。だから、女性たちはその意味においても、発がん性物質に汚染されていない食品を選ぶべきだろう。

自分をまもるために

さらに情報に基づいた、より良い選択をするためのポイントを解説していきたい。

早すぎる初潮、遅い閉経を避ける

読者は、すでに初潮を迎えているだろうから、この知識を、年の離れた妹や、娘のために役立てていただければ幸いである。乳がん発症のリスクを低くするには、初潮の時期が早すぎないほうが良い。それを実現させるには、**動物性脂肪が少なく、食物繊維が豊富で、動物性タンパク質の少ない食事を摂ることと、定期的に運動すること**が有効だ。

閉経前ならば、健全な体重を維持と定期的な運動で、早く閉経を迎えることができる。

さらに、健康的な食事と運動を生活の一部にすることは、それだけで、心臓病、糖尿病、関節炎なども予防することができる。

子どもを産むならいつ何人かを注意深く選ぶ

最初に子どもを産む年齢が若いほど、そして子どもの人数が多いほど、乳がんを発症するリスクは低くなる。

家族に乳がん経験者がいる女性の場合は、どんなに若い年齢で子どもを産んでも、閉経前後にかかわらず、乳がん発症のリスクは高くなることを付記しておく。

妊娠中絶のリスクと利益をよく考慮する

やむを得ず妊娠中絶を選択するなら、できるだけ妊娠初期のうちに処置を行うことだ。そうすれば、乳房組織がエストロゲンで満たされることを事前に回避できるかもしれない。エストロゲンの充満は、妊娠2ヶ月の始まりとともに生じる。

母乳を与えてリスクを低くする

現在、多くの医師たちが、様々な理由から、母乳による子育てを奨励している。もちろん、乳がん発症のリスクを低くできるという利点も含まれる。

しかし、新米ママと新生児が授乳に慣れ親しめるようなサポートや教育をする社会の制度が整っていない。そのため、より低年齢で出産を経験した母親や、収入が少ない家庭の新米ママ、十分な教育を受けていない女性たちには厳しい現状である。

第3章

経口避妊薬（ピル）の危険性

経口避妊薬（ピル）は安全な薬ではない。乳房に疾患があったり、家族に乳がん経験者がいる場合、また10代からずっとピルを使い続けてきた女性は、一層危険である。

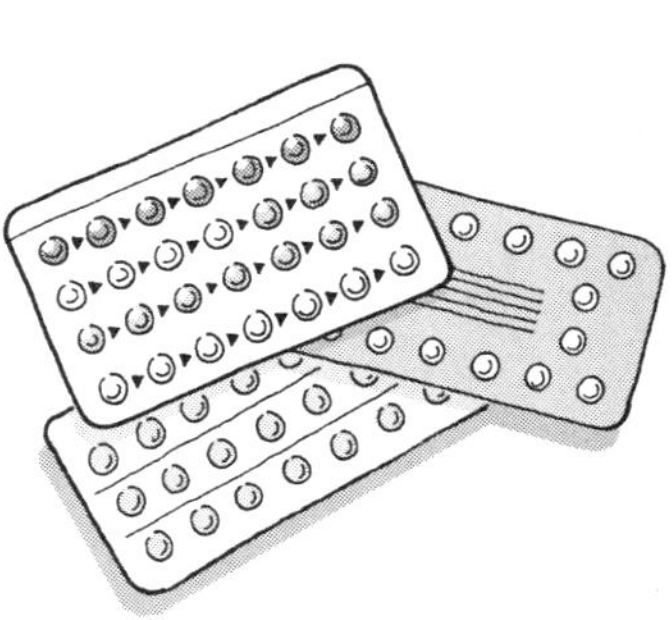

1996年、「ピルの使用は、乳がん発症に、まったく関係がない」と報じられ、世の女性たちにピルのリスクを間違って伝えてしまった。ピルが安全であるという証拠はない。長期間の使用や、10代からの使用は、より危険度が高くなる。

経口避妊薬とはどういうものか？

経口避妊薬（別名、バース・コントロール・ピル）は、1960年代以降世界各国で広まっていった。便利で安価、妊娠を99％防ぐことができるからである。

このピルを飲むと、通常よりも非常に多くのエストロゲンを乳房に充満させることになる。ピルは、排卵を阻止するために、多量のエストロゲンを女性の身体に与える薬なのである。

経口避妊薬の種類

この世に最初に登場した経口避妊薬（第1世代のピル）は、高濃度のメストラノール（エチニルエストラジオールのメチルエーテル）を含むものだった。これは、比較的、弱い力の合成エストロゲン（0・15㎎以下）と、合成プロゲステロンやプロゲスチン（10㎎以下）からできていた。

次に、1970年代後半になって、第2世代のピルが登場した。それは、少量のエチニルエストラジオールを含んでいたが、非常に強力な合成エストロゲン（20〜35μg以下）と、プロゲスチン（1㎎以下）からできていた。

ここで重要なポイントは、エチニルエストラジオールは、自然なエストロゲンであるエストラジオールよりも、40倍以上強力であるという事実である。

当時、第1世代のピルよりも、第2世代の方が、エストロゲンとプロゲスチンの容量が少ないという理由から、製薬業界では第2世代ピルのほうが「より安全だ」と考え、歓迎するムードが高まった。しかし、それが間違いだった。容量が少なくても、安全性はまったく逆だったのである。事実、第2世代ピルは、乳がん発症のリスクをより高くするものだった。

第1世代ピルを使用していた女性の多くは、比較的、短い期間だけ利用することが多く、使ったとしても20代に入ってからのことが多かった。一方、第2世代ピルの使用者は、より長期間使用する傾向があり、10代から使い始めて閉経するまで継続使用することもあった。このような使い方をすると、乳房組織はずっとホルモンの刺激を受け続けることになる。

今日、現在よく使用されているのは第2世代ピルである。

経口避妊薬の広がり

1960年代までには、FDA（米国食品医薬品局）が経口避妊薬に正式な認可を与えた。しかしながら、すでに深刻な副作用を報告する研究がいくつもありながら、安全性を確かめるための大規模な試験が行われることはなかった。

マスコミは半ば熱狂的に、そして無批判に、こうした新薬がFDAに認可されたことを報じていった。一方、こういう場合に並行して登場するはずの、専門家の声が聞かれることはほとんどなく、恐らく、販売に不利な意見が表に出ないようにコントロールされていたのだろう。ピルのために、世界最大規模の人体実験が始まったようなものである。

一方、ピルには、当初から批判的な意見も存在した。1969年、全米女性健康ネットワーク（NWHN）の創始者であるバーバラ・シーマンは、ピル業界を調査し、その結果を『ザ・ドクターズ・ケース・アゲインスト・ザ・ピル』という本にして出版した。著者シーマンは、製薬業界、政府、医師たちが、ピルの副作用のリスクに注意を払わず、簡単に扱いすぎてきたことに対して読者に警告した。

シーマンが発表した衝撃的な内容の本が引き金となって、連邦捜査が行われることになった。「サンフランシスコ・クロニクル」紙には、「ピルとがん――医学界の言い分」と題する記事が載った。同記事には、メリーランド州バルチモアのジョンズ・ホプキンス大学、ヒューグ・デイビス博士が議員団に対して行った発言を以下のように引用した。

「これほど多くの人が、強い薬物のリスクに関する情報が与えられない状態で摂取した経験は、歴史上初めてである。ピルに含まれる合成成分は、その構造を見てもきわめて不自然なものであることが明らかで、人体に入った後に起こる反応も不自然である。こうした薬物を使用するということは、健康な大勢の女性を対象にして、内分泌学の大実験を行うことに等しい」

ピルのリスクを危惧する声がありながら、使用者数は増える一方だった。しかし、長期間の継続使用が危険であることは明らかだ。そのうえ、女性たちは、ピルを使用したままエストロゲン補充療法も始めることがよくある。これでは、より多くのエストロゲンにさらされることになり、生涯の間にがんを発症するリスクがいっそう高くなっていく。

経口避妊薬が乳がんをつくる

経口避妊薬を、通常量で6匹のアカゲザルに与えたところ、わずか18ヶ月後に乳がんを発症した。「一般に、サルの胸部で、がん細胞や腫瘍が見られることは、非常にまれなため、病変は薬によって発生した可能性が濃厚だ」と述べていた。

1969年、第1回全米乳がん会議で、米国立がん研究所（NCI）の内分泌がん主任を務めるロイ・ハーツが、経口避妊薬にある潜在的なリスクを次のように警告した。

「女性のエストロゲンとがんに関して、現在の私たちが持っている不十分な知識は、かつて、大規模な疫学調査で統計学的な結果が出されるまでは信じられていなかった、喫煙と肺がんの関係に似ている」

経口避妊薬を使用すると閉経前の乳がん発症のリスクを高めることが確かめられている。そして、経口避妊薬を使用している若い女性は、不使用の女性に比べて、約10倍のリスクを有すると推測されている。

特に危険なのは次のような場合だ。

- ピルを10代で使用するか、または20代の早い時期に使用した女性
- ピルを2年以上使用した女性
- ピルを最初の妊娠と出産を経験する前に使用した女性
- 家族に乳がん経験者がいる女性

第2世代ピルのリスク

今日、「第2世代ピルは、エストロゲンもプロゲスチンも少なくなっているから安全だ」とされている。果たして、新しい薬品を長期間使用して安全かどうかは、もっと時間をかけなければ科学者たちにもわからない。

女性たちは、昔よりも若いうちからピルを使うようになった。使用期間も長期化する傾向にあり、閉経まで使い続ける人さえいる。より低年齢でのセックス経験者が増えたことも、医師が簡単にピルを処方するようになったことも、この傾向をより推し進める一因となっている。

第3世代ピルとその他のホルモン系避妊薬のリスク

合成プロゲスチンだけでできている第3世代ピルは、これまで使われていたピルと同等か、それ以上のリスクがあるだろうと思わせる研究が増えつつある。

プロゲスチンだけでできた経口避妊薬を使用する女性は、乳がん発症のリスクが30％高まったことがわかり、この結果は動物実験でも確認されている。

1989年、J・ワイス博士とP・D・ストレイ博士らが、FDA長官に手紙を書いた。

「慢性的にプロゲストゲン（人工合成プロゲステロン）にさらされた犬が、乳がんの発症率を著しく上昇させることは、ずっと以前から知られていることです。囓歯《げっし》類の動物にプロゲスチンを注射すると、発がん性化学物質の作用を高めることも、他の実験でわかっています」

こうした警告を受けながらも、製薬業界ではプロゲスチンだけから作られるピルの開発を進めていった。

第3世代ピルの乳がんに対するリスクが研究されていないのは、この使用期間が比較的短いという理由もある。だが、患者の訴えには、カプセルを埋め込んだ部分に発生する水ぶくれや瘢痕《はんこん》のほか、複視、嘔吐《おうと》、重篤な偏頭痛、血栓《けっせん》、心筋梗塞、呼吸不全、脳梗塞《のうこうそく》がある。

ほかに、注射で投与するプロゲスチン避妊薬に「デポ‐プロベラ」というのがあり、こちらは約3ヶ月の避妊ができる。アメリカや発展途上国に居住する低所得者層の間でよく使われる避妊薬だ。このデポ-プロベラも、使用後の比較的短い間に、乳がん発症のリスクを高める。研究者が次のように述べている。

「デポ-プロベラを使い始めた女性は、5年以内に乳がん発症のリスクを高める」

動物実験でも、乳がん発症のリスクは証明されている。1973年という非常に早い時期に、避妊目的でデポ-プロベラを与えたれたビーグル犬が乳がんを発症したという報告がある。

経口避妊薬のすべて

ホルモン系避妊薬は、妊娠を防ぐという点では、文句なく高い効果を持っている。そのうえ、子宮がん、卵巣がんの予防になり、卵管妊娠のリスクや、出産時の死亡率を減らすという利点もある。ただし、乳がん、脳卒中、血栓症を発症させるリスクを高めることも事実だ。

また、ピルの欠点としては、梅毒《ばいどく》、淋病《りんびょう》、エイズ、セックスで媒介されるその他の病気に感染しやすくなることで、この傾向が10代の若い世代で増加している。

自分をまもるために

経口避妊薬は、乳がん発症のリスクを高めるものの中でも、容易に自分で回避できるものである。特に、若い女性、1年以上続けて使っている女性には、それを知って欲しい。より安全に妊娠を防ぐ方法は、ほかに存在する。

経口避妊薬はやめられる

もし、あなたが妊娠可能な状態でありながら、妊娠することを望まないならば、それを回避する方法をパートナーとともに考えなければならない。望まない妊娠で生じるリスクは現実的な問題であり、ときには悲劇的でさえあり、やはり事前に効果的な回避を行うべきだろう。

たいていの場合、便利な経口避妊薬を使って妊娠を回避することのほうが、それによって乳がん発症のリスクを高めるという問題よりも、優先されるかもしれない。

しかし、妊娠回避手段の選択として考えても、最初に選ぶべき手段はピルではない。なぜなら、ピルが乳がんに与える影響は甚大だし、それ以外にも厄介な問題を引き起こすからだ。特に、若くして使い始め、それを長期間継続使用しているとひどいことになる。また、ピルにはセックスによって媒介される病気を防ぐ効果がない。
次の条件に入っているのであれば、すぐにでもやめることを考えるべきだと思う。
●妊娠・出産の経験がまだない
●25歳以下か、20歳以下であればなおさら
●家族に乳がん経験者がいる
●良性の乳房疾患を経験している

ピルに代わる安全で効果的な方法

①コンドーム

コンドームは、正しく使えば98％の確率で妊娠を回避できる。コンドームの利点は、妊娠だけでなく、セックスによって感染する病気を防げることだ。

②ペッサリー

女性にとって、いちばん効果的な防壁となるのがペッサリーで、殺精子剤を含んだ製品を正しく使えば98・5％の確率で避妊ができる。適切にペッサリーを使用するには、医師に相談し、

処置してもらうことだ。ペッサリーによる副作用は小さく、非常にまれだが、筋けいれん、感染症、炎症などの報告がある。ペッサリーで性感染症を予防することはできない。

③避妊リング

避妊リングは、95～98%の確率で妊娠を防ぐことができる。避妊リングとは、プラスチック製の小さな道具で、医師の処置で女性の子宮内に挿入する。避妊リングを使用することによって子宮内膜に変化を起こさせ、そこで受精卵が発達するのを阻むようになっている。よくある副作用は、生理中の出血量の増加と生理痛だ。まれに、骨盤感染症、子宮外妊娠などの深刻な副作用も報告されている。避妊リングで、性感染症を予防することはできない。

④子宮頚管キャップ

子宮頚部にぴったりとフィットするように設計された、プラスチック製の子宮頚管キャップは、ペッサリーによく似ており、やはり医師の処置によって装着してもらう必要がある。殺精子剤を含んだものを使用すれば、コンドームと同じくらいの効果（98%）がある。しかし、性感染症の予防はできない。

第4章 危険な「エストロゲン補充療法」

エストロゲン補充療法は乳がんの原因になる。リスクも高く、高容量で長期間続けてエストロゲンとプロゲスチンを組み合わせて投与すれば、なおさら危険度が増す。

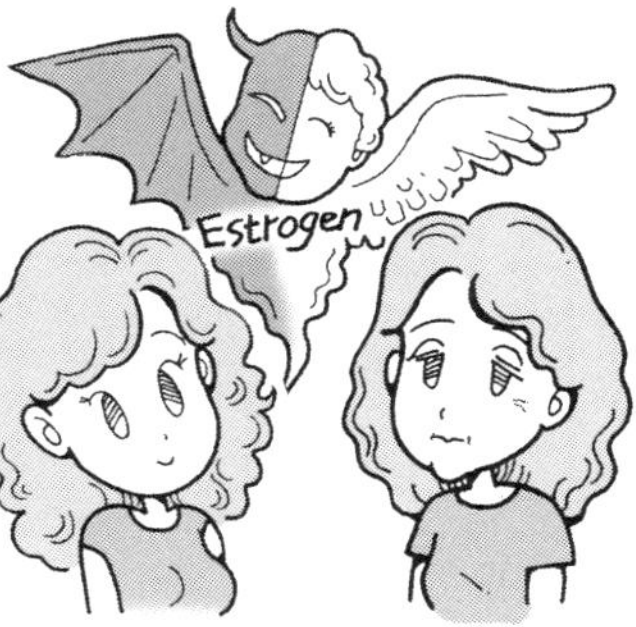

時代の薬

1997年3月7日、『ニューヨーク・タイムス』紙のコラム欄に、スーザン・ラブ医学博士の文章が掲載された。

「ベビーブーム世代の人たちが熟年にさしかかった、ちょうどそのとき、製薬業界と医学界は新しい病気を発見した。更年期障害、つまり臨床でいわれるエストロゲン欠乏性疾患である。しかし、更年期障害は病気ではなく、人生に訪れる普通の現象だ。女性の卵巣は、更年期でスイッチが切れるわけではない。普通は80代まで、少量のホルモンが生産されている。人工合成のホルモンは、更年期の女性に欠乏する何かを補うものでもない。補うとしても、それはかなり不自然なものである。女性たちには、更年期障害が自然なものであると再認識してほしい」

多くの人が、更年期障害は一種の病気であり、すべての女性はホルモン補充療法で治療を受けるべきだ、と考える中、スーザンの発言は、一般的な更年期障害の捉え方とは明らかに違うものだった。

更年期障害を病気だとする見方は、この約30年前、1966年にロバート・ウィルソン医師が出版したベストセラー、『フェミニン・フォーエバー』によって広がったといえる。同書には、「ホルモン補充療法は加齢によって生じる性機能と活力減退に対する〝奇跡の薬〟である」と書かれていて、女性たちの心をつかんだ。

ウィルソンは、エストロゲンを摂取すれば永遠の若さと精力が約束されると述べた。ウィルソンの本は、発売後の7ヶ月間で10万部以上売れ、おかげで医学界とメディアの話題はエストロゲン補充療法で持ちきりとなった。しかし、メディアが無視し続けているホルモン補充療法による乳がん発症のリスクや、その他の健康障害は、深刻なものである。

私は、ラブ博士のホルモン補充療法批判と、ウィルソン医師の無批判で無鉄砲なホルモン奨励との中間に立場を置いている。ホルモン補充療法には、害も利点もあるからだ。

エストロゲン補充療法とは?

更年期中と更年期後に行うホルモン補充療法には、明らかに、利点と害がある。どれくらいの期間、どれくらいの量、どんな種類のホルモンを使うかということと同時に、それによる心臓病や骨粗しょう症のリスクについては、治療を行う前に医師と患者とで話し合わなければならない。それによって、どの程度の薬を使うかや、別な代替手段を選ぶかを決定するからだ。

エストロゲン補充療法の種類

エストロゲンとは、いくつかある女性ホルモンの総称である。多くは、エストロゲンを経口薬として摂取する。しかし、ホルモン補充療法は、クリーム剤、パッチ薬などでもできる。

エストロゲン・クリームは、直接女性の膣組織に塗り、更年期のせいで局部に発生する症状、例えば乾燥やかゆみ、尿路感染症などを緩和させる。ホルモン成分は、ある程度、全身に吸収されるが（乳房組織にも）、他の症状や更年期に伴う顔面紅潮や骨粗しょう症、心臓疾患に対してはあまり効き目がない。

いちばん最近になって開発されたホルモン補充療法が、パッチ薬を使う経皮貼布である。肌に貼り付けると（普通はお尻、太もも、腹部）、皮膚から直接エストロゲンが安定的に血液中に入っていく仕組みだ。クリームと同様に、パッチ薬は肝臓を迂回するが、骨粗しょう症や心臓疾患に対する保護効果はいくらか受け取ることができる。

①プロゲステロンの補充

エストロゲン薬を使っている女性の多くは、プロゲステロンも使っている。プロゲステロンは、女性の月経周期の後半に活性化するホルモンだ。プロゲステロンは、子宮と乳房の細胞分裂を抑制するので、エストロゲンによって細胞の成長が促されるのを阻むと考えられている。

エストロゲンと同様に、プロゲスチンは動物から天然のものを精製することもあれば、合成のものもある。合成のほうが天然プロゲスチンよりも強力で、乳がん発症率を高める。

②テストステロンの補充

強力な男性ホルモンのテストステロンは、リビドーを高め、性欲を増進させる目的で使われる。多くの女性が有効性を感じており、喜んで処方する医師もいるが、後にどのようなリスクが女性に生じるのか、長期的な研究はほとんどされていない。

問題なのは、女性の体脂肪が、テストステロンをエストロゲンへと変換させてしまう点だ。テストステロンは、エストロゲン値を高め、乳がん発症のリスクも高めるという報告がある。

エストロゲン補充療法の利点

女性にとって、人生の後半期は、平均して51歳頃から始まるが、このときに卵巣でエストロゲンの生産量が減る。手術で卵巣を摘出したりすれば、より早期に同じことが起こる。卵巣と副腎は、その後も微量のエストロゲンを分泌しているが、エストロゲンの劇的な減少は、身体に様々な変化を起こさせる。いちばんの変化は、受胎能力を失うことだ。しかし、エストロゲンの影響は生殖だけでなく、心臓血管、筋骨格、胃腸、神経系にまで及ぶ。

女性のエストロゲンが減ると、骨はより弱くなり、心臓や血管は傷つきやすくなり、皮膚の柔軟性と保水力は減り、性欲は小さくなる。発症のリスクが高まるものとしてよく知られているのは、心臓疾患と骨粗しょう症である。

心臓疾患

心臓疾患、特に冠状動脈疾患や心筋梗塞などは、閉経後の女性は発症のリスクが高くなる。

女性ホルモンと血中コレステロール値との間には、はっきりとした関係がある。例えば、低比重リポタンパク（ＬＤＬ）、いわゆる悪玉コレステロールは、血液中を流れるコレステロールの約3分の2を細胞に運ぶ。このＬＤＬこそが、アテローム性動脈硬化症を形成しているプラークと呼ばれるものである。

また、高比重リポタンパク（ＨＤＬ）、いわゆる善玉コレステロールは、細胞と血管壁からコレステロールを持ち去り、身体からコレステロールを除去してくれる。

エストロゲンは、ＬＤＬとＨＤＬの健全なバランスが維持できるように助けているらしい。しかし、それは女性が妊娠可能な時期だけだ。女性が閉経を迎えたり、子宮摘出を行うなどして、エストロゲンの量が減ると、悪玉コレステロールの量が劇的に増加する。

でも、ホルモン剤や薬を飲まなくても、心臓血管疾患のリスクを減らす方法は、ほかにいくらでもある。食習慣を改め、運動する習慣を取り入れ、糖尿病や高血圧もうまくコントロールすればよい。それが最も安全で、効果的な、心臓血管の保護手段だ。

骨粗しょう症

多くの女性がなる骨粗しょう症は、骨が弱くなり壊れやすくなる。現在、この病気はものすごい勢いで増えている。毎年100万件の骨折が、骨粗しょう症が原因で発生している。

エストロゲン補充療法を行うと、この骨粗しょう症の進行を予防できるといわれている。

骨は固まっているものとして考えがちだが、実際は生きた細胞からなる組織で、栄養を供給する血管が張りめぐらされている。骨は、主に2種類の層からなっている。なめらかな外側の層、皮質骨。それから、スポンジのような内側の層。こちらは、タンパク質でできた結合組織、コラーゲンでできている。コラーゲンは、皮膚組織の構成要素でもあるが、カルシウムで固められると、小柱と呼ばれる固い網状組織を形成する。カルシウムが、骨を強く密にするのだ。

女性の筋骨格系を健康に保つために必要なものの1つが、エストロゲンだ。なぜなら、エストロゲンは、カルシウムが骨から別な場所へと奪い去られるのを防いでくれるからである。また、カルシトニンというホルモンが作り出されるのを刺激してくれる。カルシトニンがあると、骨は、血液中に流れるカルシウムを取り込みやすくなる。それから、エストロゲンは、コラーゲンを作るのも、維持するのも助ける。

乳がんや、その他の生殖関係器官で生じるがん発症のリスクとともに、エストロゲン補充療法で生じる血栓症や体重増加など、副作用とのバランスを考えれば、骨粗しょう症の予防になるからといって、30年以上ホルモン補充療法を続けることは得策ではないと思う。

エストロゲン補充療法は、例えば閉経後10年以上経て骨密度が著しく低下した場合のみ、1つの選択肢として紹介している。

他の利点

心臓疾患、骨粗しょう症以外にも、エストロゲン補充療法で更年期以降の保護効果を受けられる病気があるので述べてみたい。

①結腸がん

エストロゲン補充療法が結腸がん発症のリスクを半分程度、軽減させるという。この軽減率は、女性がエストロゲン補充療法を中止後、約10年が経過してから得られるものだ。

②アルツハイマー病

アルツハイマー病は、大脳皮質に影響を与える病気だ。大脳皮質は、頭頂部にある深い溝の入った組織で、ここには脳の最も重要な機能があると考えられている。この病気が始まると、まず、短期的な記憶がはっきりしなくなり、毎日の決まりきった行動にも変化が生じ、やがて、言語能力や長期的な記憶にも支障が出てくるようになる。エストロゲン補充療法とアルツハイマー病との間には、注目すべき関係があるという。

メスのラットやサル、30代の健康な人間の女性を対象にした研究では、エストロゲンが精神機能や記憶力を改善させるとわかった。より多くの検証が必要だが、エストロゲン補充療法がアルツハイマー病の予防という領域で、重要な役割を担うようになっていくかもしれない。

③尿路障害

更年期に入るとよく発生するのが尿路障害で、尿失禁や感染症がある。生体組織の健康を維持しているエストロゲンが減ることで、尿路障害は起こりやすくなる。

エストロゲン値が減るにつれて、尿道（膀胱の外へ尿を運ぶ管）や膀胱の外膜が薄く、弱くなり、感染しやすくなったり、機能障害を起こしやすくなるのだ。

エストロゲン補充療法を行うことで、こうした障害を防いでいる女性は多くいる。

④皮膚の変化

皮膚は身体の他の部分と同様に年をとることで変化する。

エストロゲンは、保水力や潤滑作用を促し、表皮がいつも潤って、しなやかであるのを助けている。だから、エストロゲンが減れば、皮膚は乾燥しやすくなる。エストロゲンなしだと、コラーゲンも壊れるのが早い。女性の全身に脂肪組織の層を作るのも、エストロゲンの役目だ。ここが衰えてくると、女性の皮膚層は縮み、ひだができ、しわの原因となる。

⑤膣の変化

膣組織は、身体の他のどの部分よりも、エストロゲンの影響を受ける場所だ。

エストロゲン値が減ると、粘膜は薄くなり、しなやかさも失われる。すると、刺激を受けやすくなり、かゆみが発生し、出血さえ起こって、膣感染症が発生することもある。閉経後、膣内の分泌物の量は減り、質にも変化が現れる。膣が乾燥しやすくなるのに加え、分泌物の酸性度が弱くなり、細菌が生きやすい環境になる。膣の大きさ自体も小さくなり、より短く、狭くなる。エストロゲン補充療法で、こうした更年期に伴う症状を軽減させている女性は多くいる。

エストロゲン補充療法の害

エストロゲンは、様々な器官の機能に対して、良くも悪くも作用する。例えば、肝臓、心臓、子宮、卵巣、乳房などが影響を受ける。だからこそ、エストロゲン補充療法は、病的な問題を和らげてくれることもあれば、かえって悪化させることもある。

1977年、バーバラ・シーマンは『性ホルモンにおける女性と危機』という本を書いた。その中で、彼女は、「アメリカ人女性にエストロゲンを補うことが、女性特有のがんを増やす大きな要因になっている」と述べている。

乳房、子宮、肝臓、卵巣のがんだけでなく、良性の乳房疾患、子宮筋腫、血栓症、胆石などが進行することを、エストロゲン補充療法は促しているのだ。

エストロゲン補充療法には、他の副作用もある。例えば、体重増加、腹痛や気分のゆらぎ、などとして現れる「月経前症候群（PMS）」がある。

乳がん

エストロゲン補充療法は、アメリカ合衆国で更年期以降の女性に発症した乳がんの8％に影響を与え、毎年、1万5000件の発症があり、4000件の死亡が出ている。

プロゲスチンやテストステロンをそれぞれ、もしくは両方とも、エストロゲン補充療法に加えると、良いことはまったくなく、問題を悪化させるばかりとなる。WHO（世界保健機関）は1979年にある統計を発表している。合成プロゲスチンは、エストロゲンの発がん性効果を高め、女性が乳がんを発症するリスクを高める。

エストロゲン補充療法のリスクを高めるという点で考慮しなければならないものには、他に、飲酒がある。エストロゲン補充療法を行っている女性が1日120〜180ccのアルコールを摂取すると、血中のエストロゲン値は四倍になる。

その他のがん

女性に多いがんに、子宮内膜がんがある。米国では、毎年3万9000〜4万2000件が診断され、3000人が亡くなっている。卵巣がんは、毎年2万7000件が診断されており、毎年1万4000人が卵巣がんで死亡している。これは女性のがんの4％に相当し、女性の生殖器系がんでは最も死亡率が高い。

これら2種類のがんを発症するリスクを高めるものには、乳がん同様に、家族に経験者がいること、早い思春期、遅い更年期、出産経験がないこと、肥満、喫煙、閉経後に長期間エストロゲン補充療法を行うこと、などがある。

良性の乳房疾患と子宮筋腫

良性の乳房疾患、例えば線維《せんい》嚢胞性疾患《のうほうせいしっかん》や慢性乳腺炎といったものは、多くの女性が悩まされている問題だ。特に乳房組織に高濃度のエストロゲンが循環している25~50歳に多くみられる。この場合、エストロゲンが線維嚢胞性疾患の進行を後押ししていることが考えられ、痛みや不快感を伴うこともある。

こうした良性の乳房疾患を持っていて、同時にエストロゲン補充療法を行っている女性は、更年期の間中、場合によっては閉経後も疾患による嫌な症状を引き続き経験するが、一方で、同じ病気でもエストロゲン補充療法を行っていない女性たちが症状から解放されていくのに気づくことになるだろう。

エストロゲン補充療法と関連して発生する問題には、乳房組織の密度がより高くなる、ということもある。こうなると、正確にマンモグラフィーで乳房を撮影することが困難になる。偽陰性の検査結果が出やすく、乳がんの発見が遅れることもある。

子宮筋腫は、子宮壁の内部で発達したり、子宮壁にくっついてできるものだが、やはり25〜50歳の年代に多くみられ、同様にエストロゲンが関与していると思われる。

血栓

血栓は、心筋梗塞や脳卒中の主な原因である。エストロゲンが多量にあると、肝臓が作る血液凝固物質の生産を促すことがある。血栓《けっせん》塞栓《そくせん》性《せい》疾患《しっかん》や高血圧症の経験がある女性が、エストロゲン補充療法を行うと、血栓ができるリスクが高くなる。

胆石

胆のうは、肝臓の真下にあって、肝臓で作られる胆汁を貯蔵する場所である。胆汁は、小腸に入ってきた脂肪質の物質を酵素類が分解するのを助ける。胆石は、胆のうにできる硬い結晶構造物である。

ほとんどの胆石（約80％）は、主にコレステロールから作られる。

エストロゲン補充療法の利点とリスク

利点（以下を減少させる）	リスク（以下を増加させる）
心臓病と脳卒中	乳がん
骨粗しょう症	子宮がんと子宮頸がん
結腸がん	卵巣がん
アルツハイマー病	血栓症
尿失禁	良性の乳房疾患
膣萎縮	子宮筋腫
更年期障害（のぼせ、寝汗、気分のむら）	月経前症候群の症状
皮膚が薄くなる	体重増加
	胆石
	糖尿病の悪化

エストロゲンには、胆汁内にあるコレステロールの割合を増加させる傾向がある。エストロゲン補充療法を行っている閉経後の女性が胆石を発症する確率は、エストロゲンを使っていない女性の2・5倍に昇る。

自分をまもるために

エストロゲン補充療法に頼らず、人生の後半期を健康でいきいきと過ごすための、安全で効果的な食習慣やライフスタイルは存在する。

ただ、それはあなたが医師にしつこく質問しなければ、教えてもらえないかもしれない。

1995年、責任ある医療への医者の委員会（PCRM）は、次のように宣言した。

「更年期以降の女性たちが、現在の自分たちの食習慣やライフスタイルから離れられず、適切なアドバイスには耳を貸さないだろうと先に決めつけるのは、怠慢である。いちばんの問題は、彼女たちが適切なアドバイスを知らない、ということだからだ。多くの医師たちは、食事がどれほどその人の健康に影響を与えているかをわかっていない。そして、エストロゲン補充療法を処方するということが、一種の条件反射になっていて、製薬会社の営業活動がこの流れを持続させている。医師が、食事やライフスタイルの変え方も含めて、患者さんに処方できるようになれば、みな、今よりずっと健康になるだろう」

エストロゲン補充療法を行わないか、低量・短期の使用に限る

エストロゲン補充療法を長い期間続けるほど、乳がん発症のリスクはどんどん高くなっていく。一方、健康的な食生活を行い、定期的に運動をしている女性の中には、更年期に嫌な症状を経験せず、骨粗しょう症や心臓病を発症することなく過ごす人が多くいる。

でも、もし不愉快なのぼせなどに悩まされたら、最も苦しい期間だけ、エストロゲン補充療法を利用することにして、乳がんのリスクも最小限にするという方法があるだろう。

お酒をやめる

エストロゲン補充療法を行っている女性の飲酒、それもたった週に4回の飲酒で、エストロゲン値が非常に高くなり、それで乳がん発症のリスクも高くなる。

エストロゲン補充療法なしで、更年期以降の健康を維持する

ライフスタイルを変えたり、健康的な習慣を増やすことで、更年期以降に現れやすい不快な症状や病気、心臓病や骨粗しょう症なども、避けることができる。

①タバコをやめる

アメリカの外科医たちの間では、心臓病の原因のうち、予防できる唯一のものが喫煙習慣だと言われている。喫煙女性の死亡率は、非喫煙女性の5倍にも昇るということだ。

喫煙は骨の修復を妨げるため、骨粗しょう症の発症にも影響を与える。喫煙女性は、骨密度がより早く減り、この減り方は喫煙習慣のない女性に比べると深刻である。

②健康的な食事をデザインする

「あなたは、あなたが食べたものの結果だ」。これは人の健康について適切に表現している。ここでは、更年期以降の女性のために、4つの食事指針を示したいと思う。

▼脂肪摂取量を減らす　いちばん大切な第一歩は、脂肪の多い肉や乳製品を思い切って減らすことだ。タンパク質の供給源にしている肉や乳製品を、複合糖質に代えればよい。例えば、穀物、豆類、大豆製品などにすれば、コレステロール値を下げるのを助け、摂取カロリーも低くすることができる。

▼複合糖質を加える　複合糖質の多くは、食物繊維を含んでおり、これが体内で過剰になっている脂肪を排出させるのを助け、コレステロールが血中に吸収されるのを制限するため、結果的にコレステロール値を下げるのに役立つ。
新鮮な果物や野菜、特に濃い緑色をした葉野菜は、葉酸やその他のビタミンB群を豊富に含んでおり、それらがホモシステインという毒性のあるアミノ酸値を低くするのに役立つ。

▼**抗酸化食品を加える**　果物や野菜には、抗酸化物質と呼ばれる栄養素がたくさん入っている。例えば、ビタミンC、E、ベータカロテン、ミネラルに属するマグネシウムや、亜鉛、セレニウムなどがある。こうした成分には、フリーラジカルと呼ばれる有害な分子を破壊する能力がある。

▼**骨に良い成分と心臓に良い成分の摂取量を増やす**　最も重要視するべきビタミンとミネラルは、カルシウム、マグネシウム、ビタミンC、E、である。穀物、野菜、果物、乳製品に含まれるこれらの栄養は、老化過程において、骨組織が強さと弾力性を保つのに役立つ。

●**カルシウム**　カルシウムが豊富な食材には、青い葉の野菜、イワシ、サケ、大豆、牛乳やヨーグルト、チーズなどの乳製品、が含まれる。

●**マグネシウム**　マグネシウムが含まれる食べものは、小麦ふすま、生の葉野菜、ナッツ類、バナナがあるが、食事から十分なマグネシウムを摂っている女性はそれほど多くない。マグネシウムを摂るときは、カルシウムの摂取と同時にバランスよく補うのが良い。

●**ビタミンB_3（ナイアシン）**　ナイアシンは、血中脂質を低くするためや、HDLコレステロールを増やし、ホモシステイン値を下げるために、よく処方される。しかし、深刻な副作用が伴うこともあるため、経験豊富なヘルスケアの専門家に相談してからサプリメントを使用したほうが良い。

●ビタミンC　ビタミンCが豊富な食物には、柑橘《かんきつ》系果物、緑の葉野菜、トマト、などたくさんある。喫煙習慣のある高齢女性は、より多くのビタミンC摂取が必要になる。

●ビタミンD　骨がカルシウムをよく吸収するには、ビタミンDも一緒に摂ることが必要である。魚、ビタミンD強化牛乳などによく含まれ、また、私たちが日光を浴びると身体でもビタミンDが作られるような反応が起こる。

●ビタミンE　ビタミンEは、更年期に伴って現れる様々な症状、例えば、のぼせや寝汗を軽減させることでも知られている。「ビタミンEは、更年期の治療には効果的であることが明らかであり、それに伴う症状に対処するにも良い」と発表されている。ビタミンEは、多くの女性たちの良性の乳房疾患を解決するのにも役立てられている。

●植物性エストロゲン　ある種の植物には、エストロゲンに似た物質が含まれていることがわかっている。第一には、豆腐などの大豆製品に含まれている植物性エストロゲンが、骨粗しょう症から骨をまもるのに役立つ。実際、大豆の消費量が多い中国や日本では、骨粗しょう症が比較的少なかったという研究もある。

③健康的な体重を維持する

体重が、今の10％減るだけで、血圧、コレステロール値、血糖の処理などの冠状動脈疾患のリスクに良い影響を与える。これは運動を行った以上に効果がある。体重が重すぎると、骨にも負担をかけていることになり、したがって、骨粗しょう症のリスクも大きくなる。

④定期的に運動する

運動は、3大健康問題を軽減してくれる。心臓血管障害、骨粗しょう症、体重の増加である。有酸素系運動は、心臓のポンプ機能を助け、血管をきれいにするのに役立つ。また、体重負荷運動は、骨と筋肉を強くする。週に3回の有酸素系運動を行えば、高齢女性の心臓血管障害を予防する効果があるとさえ言われるのだ。運動により、のぼせなどの更年期特有の不快症状が軽減されることを感じる女性も多い。

更年期で運動をしている女性は、皮膚の状態が見た目にも、感覚的にも、若返ったという。これは、末端の毛細血管まで血液がよく送り届けられることで、真皮にまで栄養が行きわたったからだと考えられる。血行が良くなることは、消化器系の健全さや、免疫系の強さも維持させる。脳の働きや、感情に対しても、運動は良い効果を与える。皮膚のように、脳組織も、無数の毛細血管によって生かされている。したがって、脳血管内の血流が良くなれば、脳の働きが活発になり、感情的にも満たされるのを感じられることだろう。

運動は乳がんの予防にも役立つ。

ホルモンを使わない解決方法

①皮膚の変化に

加齢に伴う問題、例えば乾燥やシワから皮膚をまもるには、直接日光に当たらないようにし、日焼け止めクリームなどを利用するのも良い。

②膣の乾燥に

安全で効果的な潤滑油となるものを利用すると良い。例えば、アーモンドオイル、ココナッツオイル、ビタミンEオイルなどがある。水溶性製品では、アストログライド、グリセリン、K-Yゼリー、などが利用できる。

③骨粗しょう症の予防に

カルシウム、マグネシウム、ビタミンDの豊富な食事をすること。定期的に運動をすること。骨粗しょう症を治療するための薬もいくつか存在するが、副作用がある。

医師と相談することも大事である。骨を弱くするような薬の服用を制限することも重要だ。インドメタシン、イブプロフェン、非ステロイド系抗炎症薬、抗けいれん薬、コレステロール低下薬、コルチコステロイド、抗生物質テトラサイクリンなどは、骨を弱くする場合がよくある。

本章で述べてきた内容が重要であるのは、これらが、過去に発表されてきたエストロゲン補充療法に関するリスクを広範囲に調査した結果だからだ。

エストロゲン類やプロゲスチン類の使用、内因性エストロゲンの値、これらと更年期女性の乳がん発症率には因果関係があることが、エビデンス（証拠）から推測可能だ。……更年期障害の軽減手段や、骨粗しょう症と心臓病の予防手段が、乳がんの原因を作らないような方策が求められている。

第5章

危険な「マンモグラフィー検査」

長い間、最も効果的な乳がんの予防法だと言われてきた「マンモグラフィー」は、利益よりも害がはるかに上まわる。より安全な代替手段はほかにある。

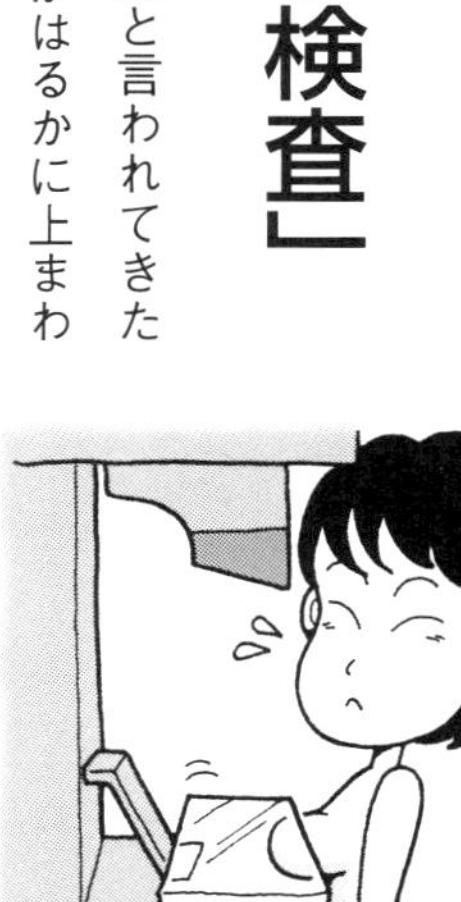

「私の乳がんは、45歳の時にマンモグラフィーで診断されました。今、私が生きていられるのは、その時に、がんが見つかったからだと信じています」

「毎年、忠実にマンモグラフィーを受けてきました。けれど、私の乳がんはマンモグラフィーを受けた5ヶ月後に、自分自身の触診で見つけたものです。がんはすごい早さで成長し広がりました。これから生きていけるかどうか分かりません。まだ49歳です」

「私は今、疑っています。63歳で、乳がんにかかっています。過去20年以上、毎年マンモグラフィーの放射線を浴びたことが原因ではないか。つまり、放射線が、がんを引き起こしたのではないか、と思っています。違いますか？」

3人の言葉は、マンモグラフィーをめぐる重大な問題を簡潔に表している。誤った情報やおかしな説明が、健康問題の専門家や世間の人たちを混乱させてきた。

「早期発見が最高の予防」というスローガンは、たいした利益を生み出していない。むしろ、誤診によるリスクを増やし、乳がんの原因にさえなっており、合併症も生じさせている。

マンモグラフィーには、限られた利点はあるが、すべての年代の女性に隠れたリスクをもたらし、特に閉経前の女性に対して、最小の利益と最大の危険を与える。

医師のオーティス・ブロウリー、NCI特定人口調査部長は、次のように述べている。

「私はいつも、『自分で理解し、そして自分で決めなさい』と人々に対して言うことにしている。マンモグラフィーが、40代女性の命を救っていると言う人もいるが、それはアメリカ国民に対する嘘である」

マンモグラフィーの真実

女性たちの多くは「早期発見が最高の予防」だと信じてマンモグラフィー・センターへ行く。

これほどの嘘はない。第一に、全乳がんの90%が、患者本人の触診で発見されており、マンモグラフィーによるものではない。

マンモグラフィーとは？

マンモグラフィーは、2つの異なる目的のために設計された画像技術だ。

1つ目は、明らかに疑わしい瘤《こぶ》、あるいはしこりを診断するため。

2つ目は、外見上全く問題のない乳房に存在する、初期のがんを検知するため、である。

マンモグラフィー検査の目的は、できるだけ早期にがんを見つけ、最も効果的に治療することだ。問題なのは、マンモグラフィーが、この目的を達成するのに、最も安全で効果的な手段かどうかである。

現在、この検査には2つのやり方がある。

フィルム・マンモグラフィーは、乳がん組織のX線画像を印画紙の上にプリントするもの。

ゼロ・マンモグラフィーは、X線イメージを普通紙にプリントするものだ。

フィルム・マンモグラフィーは、人体がより多くの放射線にさらされる。グリッドタイプ式の装置は、より鮮明な画像がとれるが、被曝しやすい。

どちらのマンモグラフィーでも、レントゲン技師は、片方の乳房を2つのX線板の間にはさみ、できるだけ乳房が平板になるよう押しながら、板を同時に圧迫する。その結果、X線ビームが薄くされた組織層に入り込んでいく。

女性が閉経前か、閉経後なのかが、マンモグラフィーの影響に大きな違いを生む。閉経前は、密度の高い乳腺組織が、比較的高濃度のエストロゲンにより維持されている。この高い密度が小さな初期のがん細胞を隠しやすく、またX線からも遮蔽《しゃへい》しやすい。閉経後は、腺組織がしだいに縮小していくので、より簡単に初期のがん細胞でも発見できる。最近は、マンモグラフィーの進化とコンピューター技術の発展で、密度の高い閉経前女性の乳房も、より良く画像化できるようになっている。デジタルとコンピューターの技術が、マンモグラフィー画像の質を高め、乳房の特定な部位も強調して見ることができるようになっている。この技術革新に伴って、使用される放射線量を減らすことが期待されている。

マンモグラフィーと放射線

忘れてはならないのは、マンモグラフィーには放射線が使用されるということである。この

放射線被曝の比較

各乳房への照射量との比較	単位ミリラド
マンモグラフィーから各乳房への平均照射量	340
胸部X線撮影	1
アメリカからヨーロッパへの飛行	5

（医療消費者センター、ニューヨークによる、マンモグラフィー・スクリーニング：ア・ディシージョンーメイキング・ガイド1990年より）
＊ミリラドは、ラドの１０００分の１

技術は、乳房という狭い場所にX線を集中させるものだ。放射線の量は、ラドという単位で表示される。

昔のマンモグラフィーでは、1回に50ラド以上を女性に照射していた。現在のやり方は、過去のものよりずっと少ない放射線で行う。しかし、現在の照射量でも、受け入れがたいと思うほどに高い量であることは確かだ。多くの研究が、それを証明している（表を参照）。

今日、フィルム・マンモグラフィーのほとんどは、1回の照射で300ミリラドを超えることがない。以前の照射量からすれば、大きな前進だ。しかし、乳房全体を検査するためには何回も撮影を行う可能性があり、トータルの照射量はもっと多くなる。より大きく、より密集した乳房なら、自動的に照射量も高くなる。

検査では一般的に、少なくとも左右の乳房を2回ずつ撮影する。X線フィルムに疑わしい病変が示されれば、10枚以上撮影するかもしれない。結果、３０００ミリラドを超えることになる。

マンモグラフィーによる乳がんのリスク

かつて、エジンバラ乳房検診計画の臨床主任だった、M・モーリン・ロバーツ医学博士は、自分が乳がんで死につつあることを表明した。

「1番にするべきことは予防か治療であり、それが失敗したときの2番目の選択肢が、検査である。マンモグラフィーに関して、その利点は、一種の福音のように伝えられている。私たちは、市民を洗脳しようとする前に、深刻な病気に立ち向かっていることを思い出す必要がある」

ロバーツ医師の言葉は、マンモグラフィーが異常に広範囲に、そして無差別に使用されていることを示す証拠そのものである。

マンモグラフィーが乳がんの増加に歯止めをかけ、予防方法にもなり得る最高のものだという虚偽のイメージを女性たちは与えられている。しかし現実は、マンモグラフィーでがんを発見できる頃には、がんはすでに9～10年ほど成長して直径1㎝には達しており、特に閉経前の女性なら別な場所にも転移しているかもしれない。

その段階なら、自己触診でがんを発見できることも多い。

また、マンモグラフィーの放射線は、発見することが目的でありながら、がんを引き起こす原因にもなっている。

放射線と乳がん

放射線と乳がんには、強い関連性がある。原爆投下後の長崎や広島で暮らした女性たちが、乳がんの被害を受けていることがわかっている。生存者のうち、被爆当時10歳以下の女性に被害率が最も高く（1ラドごとに、39％上昇）、それ以上の年齢では1％以下だった。

被爆から乳がんを発症するまで、20年のタイムラグがあるが、驚くことではない。乳がんは通常、成長するのに長い時間がかかる。

①遺伝的リスク

珍しい遺伝病である毛細血管拡張性運動失調症（A‐T）は、皮膚障害と重篤な神経系疾患を引き起こす。この遺伝子を持つ人は、放射線による発がんに対し、高い感受性を持っていて、幼少期に最初の兆候を示す。しかし、多くの人は症状を発現させないまま遺伝子を持ち続けている。そして、検査を受けるまで、A‐Tのリスクがあることに気づかないのである。

Ａ‐Ｔ遺伝子を持つ女性と、家系的に乳がん発症のリスクが高い女性たちは、悪循環の真っ只中にいるのだ。もともと「リスクが高い」ために、医師から、閉経前の若いうちからマンモグラフィーを受診するように、勧められているのだから。

②ホルモンのリスク

子どもの出産経験がないことや、初産が遅かったことなどから、一生のうちに多くのエストロゲンを受けた女性たちは、マンモグラフィーの放射線によるがん発症に敏感である。また、放射線が、エストロゲンの発がん性作用を高めることが、研究で確認されている。

リスクに違いがある理由

更年期以降の女性たちが、マンモグラフィーから利益を享受することは間違いない。

しかし、もし閉経前なら、マンモグラフィーで得をするという確証はほとんどない。それは、閉経前の乳房が、細胞が密集していて、マンモグラフィーでは腫瘍を正確に発見することが難しいからだ。だから、閉経前のマンモグラフィーは、がんを見過ごしやすく、一方で、単なる「はれもの」を腫瘍と見違えやすい。しかし、閉経期を迎え、ホルモン値が低下すると、乳房の密度は小さくなり、腫瘍も検知しやすくなる。
40代の女性がマンモグラフィーを受診することで延命できるのは、1万人中10人程度で、それでも命は救えないという。

リスクに違いが出る理由は、様々な種類の乳がんがあるからだ。代表的な3つの乳がんの違いを知ることは、閉経前の女性がマンモグラフィーの使用について検討する際に役立つだろう。

①侵攻性の強いがんで、マンモグラフィーで見つからないうちに広がり、死に至らせる この種の乳がんは、全乳がんのおよそ13～17%を占める。侵攻が早いため、1年に1回のマンモグラフィーでは、この種の乳がん発見にはほとんど意味がない。

②5～10年の時間をかけて成長し、広がるがん 特に閉経後の女性に多く、全乳がんの50～70%を占める。

③腺管がん、あるいは前浸潤の乳管がん。何年も治療されずにいても、また自分でしこりを感じられるまでになっても、比較的良性 この種のがんは、全乳がんのおよそ10～15%だが、若い女性に発見される全腫瘍のうち40%を占める。

これらの統計値から、乳がんと診断される閉経前の女性の50～60％が、マンモグラフィーからはほとんど利益を受けとれないということだ。

閉経前の女性に安全で有効か？

閉経前の乳房は、放射線に対する感受性が最も敏感な器官の1つといえる。1回のラド照射ごとに、およそ1％ずつ、乳がん発症のリスクが増加する。

1991年、ある研究で、40～49歳でマンモグラフィーと健康診断を受けた女性が、単に乳房への触診のみを受けた女性に比べて、乳がんによる死亡率がずっと高かったことを発見した。マンモグラフィーで利益を得たと思われるのは、研究開始時に50歳に近かった女性だ。彼女たちの腫瘍は、40代ではなく、50歳代になってから発見された。彼女たちがマンモグラフィーを始めるのに50歳まで待っていたとしても、結果は同じだったろうということである。

これが間違いのない事実であることは複数の研究で確認されている。

現代の放射線量の少ないマンモグラフィーでさえ、閉経前の女性たちの死亡率を高めていることがわかっている。3年以内に、閉経前にマンモグラフィーを受診した女性たちの乳がん死亡率が、受診していない女性に比べて、どんどん増加する傾向を示したのである。

残念ながら、40～49歳の女性たちにマンモグラフィーを勧める際、念頭に置かれているのは、閉経年齢ではなく、暦上の年齢である。したがって、更年期、閉経期特有の身体変化が無視されており、50歳以前と50歳以後の検査と分けて考えることができていないのだ。

閉経後の女性に安全で有効か？

最近の20年間、毎年マンモグラフィーを受診してきた高齢女性たちは、危険なほど高い放射線量を浴びてきただろうと、私は確信している。放射線は細胞に蓄積され、時間が経つほど広がるものである。時間が経てば、乳がん発症のリスクが軽減される、というものではない。

まだあるマンモグラフィーのリスク

「異常なし」という誤診

「異常なし」という誤診は、「マンモグラフィーで写った画像に異常はなかったが、実際はがんだった」という誤診のことである。多くの場合、問題は技術やX線画像のほうにあるのではなく、異常な病変部を良性と判断してしまう放射線専門医のほうにあるという。

「異常なし誤診」は、次の例のように、共通した集団で起こりやすい。

①閉経前の女性　閉経前の乳房は、密集した腺状構造と少ない脂肪からできており、このために、小さながんは見落とされやすい。

②エストロゲン補充療法を行っている閉経後の女性　エストロゲンは乳房組織の成長を促す。エストロゲン補充療法を行っている女性の20％は、これによって乳房の密度が高くなる。それが、閉経前の女性の乳房と同じように、マンモグラフィーを不確かなものにしやすい。

③乳房インプラントを使用している女性　インプラントは、初期がんの検知を難しくする。乳房組織に影をつくり、隣接する組織を圧縮し、マンモグラフィー画像が不確かになる。乳房インプラントを使用している女性の乳がんが発見されるのは、かなり進行してからが多い。

検査の合い間のがん

乳がんの3分の1は、毎年のマンモグラフィー受診の合い間に発見されている。閉経前女性の乳がんの17～77％が、検査と検査の間の時期に表面化しており、それらは、より転移しやすい性質だったという。この種のがんは、1ヶ月で大きさが2倍になる。こういう場合、マンモグラフィーで「異常なし」の診断があった2～3週間後に、自己触診や医師の触診で、しこりが発見されることもある。

また、マンモグラフィーを「最高の予防」と呼ぶことは、結果的に、自己触診の習慣が広がらないことにもつながっている。

「異常あり」という誤診

マンモグラフィーで診断されるがんのうち、10回に5回くらいは、放射線専門医が誤って違う病変をがんと診断してしまっている。その結果、不要な不安を招き、より多くのマンモグラフィー検査が必要となり、生検が求められることもある。

乳がんの専門家は次のように述べている。「マンモグラフィーで生検が必要だと言われた10件のうち、本当にがん化しているのはたった1件くらいだ」

閉経前の女性と、ホルモン補充療法を行う閉経後の女性は、「異常あり誤診」をされやすい集団といえる。

放射線専門医と外科医が、がんと診断してしまう最もよくある「異常あり誤診」は、乳管がん（非浸潤性乳管がん）と呼ばれているような前がん状態に多く、過去20〜30年で発症率が3倍に増えている種類のものだ。これらの75%は、本当のがんに成長することはないが、多くの外科医はがんとして治療し、時に乳房温存、あるいは乳房の全摘手術をしてしまう。

命をまもるためにマンモグラフィーを受診しているはずの多くの女性たちが、不必要な乳房摘出に至ってしまったり、本格的ながんであるという誤診を受け取っていることになる。

マンモグラフィーでがん細胞が拡散する

医師たちがガん化している乳房を取り扱う際、「うっかり、がん細胞を広げてしまわないよう」十分に気をつけるべきだ。にもかかわらず、今日のマンモグラフィーは、乳房を非常に強く圧迫するため血管が破壊され、まだ見つけていない乳がんの細胞を拡散させてしまう恐れがある。実際、最近の研究で、腫瘍が機械的に動かされれば、転移は最大80%まで増加するといわれている。

あるスウェーデンの研究では、放射線専門医が「女性たちが耐えられる限界まで、強く圧迫する」やり方を選択しており、このマンモグラフィー検査を受診した女性たちは、検査していない女性たちよりも、30％ほど死者を多く出したという。アメリカもイギリスも、「研究によって確かめられてきた、予測できるリスクを」小さく抑えるような制限を、マンモグラフィーのやり方に設けてはいない。

マンモグラフィーに代わる安全な方法

マンモグラフィーに代わる安全な方法はあるのか？　答えは、イエス。乳がんを発見し、診断する、より安全で効果的な方法はいくつかある。すぐにでも実行できるものと、そうでないもの、開発段階のものがある。

乳房の自己触診を習慣づける

乳房の自己触診は、明らかに安全で、マンモグラフィーよりも効果的である。すべての乳がんの90％は、女性たち自身の触診で発見されていることを忘れないでほしい。

乳房の自己触診は、「より早期の発見と、生存率の増加」につながっているという。定期的な乳房の自己触診を行っていた女性は、していなかった女性に比べて、自分のがんをより早く、より腫瘍が少なく小さな時期に発見していた。フィンランドで、自己触診を行っている女性たちを対象にした1992年の調査では、自己触診の習慣がない女性たちよりも、乳がんによる死亡者数が30％少ないことがわかった。

どんなことでも実践と上達が大事だが、乳がんの自己触診についても同じだ。「異常ありの誤診」や「異常なしの誤診」の数は、自己触診もマンモグラフィーも、同じくらいである。

しかしながら、女性たちはトレーニングを行うことで、自己触診の「異常あり誤診」を減らすことが可能だ。「トレーニングの機会を増やすと、女性たちの自己触診の頻度は増え、正確性も増し、小さな腫瘍をより多く発見できるようになった」という。

センサーパッド、という新しい道具を使用すると、自己触診の正確性をより高めることができる。センサーパッドは、潤滑剤を入れたプラスチックシートだ。このシートを乳房の上に乗せて自己触診を行うと、異常があったときに発見しやすくなる。パッドを使った女性は、「センサーパッドが自分の手の感覚を敏感にさせるのは間違いない。100％、見つけやすくなる」と語っている。（訳注：日本では「センサーパッド」「ブレストケアグローブ」といった商品名で販売されていることがある）。

医師に診察してもらう

定期的な自己触診と合わせて、医師にも触診してもらえばより効果的だ。訓練された医師の定期的な触診を受けていれば、検知率は87％と高く、小さな腫瘍でもみつけることができる。

透光赤外線スキャン

まったく無害に、光によって乳がんを検査できる機器がある。無害な赤外線を乳房に当て、有線テレビモニターで光を検査する。腫瘍は正常細胞にくらべ、より多くの赤外線を吸収するため、モニターにははっきりと映し出される。

以前に生検を行い傷が残っていたり、手術の経験がある場合などでも、この方法なら損傷部分とがん性腫瘍との区別ができるため、マンモグラフィーよりも効果的である。唯一の欠点は、乳房の奥深くにあるがんの場合、透光では見逃されることがある点である。

この方法は、例えば放射線による乳がん発症のリスクが高いA‐T遺伝子を持つ女性や、頻繁な検査を必要とする女性にとって、安全で有効な代替手段である。

サーモグラフィーで観察する

乳がんは、正常な組織よりも多くの熱を放射するため、サーモグラフィーによる熱画像をヒートマップとして観察し、発見する方法がある。

現在開発途上にあるものの中には、ブラジャーにこの機能を取り入れることを目的とした製品がある。自分のブラジャーの内側にこれを15分ほど入れて取り出した時、その色の変化によって、異常があるかどうか、精密検査が必要かどうかを知らせる。この方法は、アメリカでは現在、処方箋によってのみ入手可能だ。

超音波検査

超音波検査は、高頻度の音波が乳房に向けられ、反射したエコー・パターンが画像として表示される。将来、マンモグラフィーに代わる検査方法になる可能性もあるが、2つの大きな欠点がある。1つは、直径1㎝以下の病変部を発見できる確証がないこと。2つめは、乳がんの約30%には超音波を変化させる性質があり、波のパターンを検知するのに困難なところがある。

今のところ超音波検査は、他の検査で乳房の異常が検知された場合のオプションとして、生検などとともに利用されている。

ＭＲＩ検査

ＭＲＩ検査（核磁気共鳴影像法）は、強力な磁場と電波を利用した検査方法で、がん細胞に集まるように作られた染料を乳房組織に注入した後、それを高いコントラスト画像によって観察する方法である。ＭＲＩは、特にマンモグラフィーで見逃されることの多いがん、例えば、閉経前の密度の高い乳房組織や、乳房インプラントを使用している場合に、有効かもしれない。

現時点で、ＭＲＩは3つの大きな欠点がある。

1つは、良性と、がん性の病変部の区別ができないこと。

2つめは、コストが高く、マンモグラフィーの6〜10倍ものお金がかかる。

3つめは、ＭＲＩは電磁放射線を女性に照射する方法なので、それ自体が乳がんを成長させる引き金になる可能性がある。

エストロゲン検査

エストロゲンは、乳がんのリスクを左右するような強い影響力があるため、血液と尿の検査で、総エストロゲン値と、エストロゲンの質の「良し・悪し」を調べて検知する方法だ。

乳房の自己触診、医師の触診、その他の安全な検査方法と組み合わせれば、エストロゲン検査は成長する乳がんの高いリスクを確認するのに役立つだろう。

スプリンガー検査

スプリンガー検査は、アレルギー検査のようなものだ。医師は、患者の皮膚に腫瘍抗原《しゅようこうげん》を注射し、体が抗原にすばやく反応するかどうかを調べる。注射した場所に発疹が広がるか、炎症が起これば、患者の免疫系が、がん細胞に対する抗体を作り出したということで、つまり、すでに体内にがん細胞があるということになる。明確な検査法ではないが、体内にまだ発見されていない、がんがある可能性を教えてくれる。

血清抗がん抗体検査（AMAS）

明確ではないながら、広くがんを検査できるものとしては、血清中の抗がん抗体検査というのがある。がん患者の血清中に多く発見される種類の抗体を測定する。AMASは、誤診の発生率が非常に低かったと報告され、直径1㎜の乳がんも発見したという。

遺伝子損傷検査

遺伝子がどれほどの損傷を受けているかを調べることで、前がん状態や、がん化を分析する検査方法だ。細い針で乳房の異常な病変部から細胞を取り出し、組織を分析にかける。

この検査では、ＤＮＡの前がん的な変化を確認でき、それによって命を脅かすような腫瘍に成長するずっと前に、がんを発見することができる。また、転移しやすい細胞は、非侵襲性のがんに比べて、比較的ＤＮＡの損傷が多く、医師たちは新しく発見された乳がんが広がりやすいものかどうかを調べるため、この方法を使うことができる。こうすることで、医師たちは、上皮内がんの女性に、不必要な乳房切除を行うこともなくなるかもしれない。

自分をまもるために

女性たちにとって、マンモグラフィー推奨の加熱ぶり（広告、パンフレット、主治医のアドバイス、心配してくれる身近な人たち）を無視することは難しいことだと思う。しかし、これまで述べてきたように、ほとんどの年代の女性にとって、マンモグラフィーで受け取れる利益はないに等しく、また、大きなリスクを伴うものである。

マンモグラフィーの利用は慎重に

あなたが閉経前なら、婦人科医や内科医が強く勧める定期的なマンモグラフィー検査は拒否することだ。もし家族に乳がん経験者がいたり、乳がんのリスクファクターが他にあるなら、毎月注意深く自己触診を行い、毎年定期的に医師の検診（触診）を受けるのが良い。

閉経後なら、2年に1度、1回のマンモグラフィーを、専門のマンモグラフィー・センターで受けるようにする。そして、70歳で終了する。A－T遺伝子を持っていたり、家族にこの遺伝子保持者がいる場合は、どちらもマンモグラフィーを拒否すべきである。

また、センターで最低でも1日に10から20回のマンモグラフィーを実施しているかを確かめること。なぜなら、経験豊富な放射線専門医のほうが、ミスが少ないからだ。

より安全な方法を選ぶ

すべての女性が、毎月の自己触診と、1年に1回の医師による検診を受けるべきだ。自分自身でできる最上の方法は、乳房の自己触診トレーニングを行うことである。できるだけ早期に乳がんを発見するために有効な自己触診を学び、医師や看護師たちと一緒に訓練をすることもできる。乳房モデルを用いた触診トレーニングを行えば、早くに検知力を高めることができる。

とにかく、自己触診をどのように行うのか、それを知ることが大切だ。自己触診は、毎月、できれば同じ日と同じ時刻に行うのが良い。

①鏡の前に立ち、両腕を下げる。皮膚のしわやくぼみのような何かしらの変化、乳首からの浸出液、片方または両方の乳房の大きさに変化がないかを探す。同じことを、両手を頭の上に置いて行い、次に、両手を腰に当てても行い、胸をピンと張った状態でも行う。

②片方の手を後頭部に置く。もう一方の手で、よく指先を使いながら、片方の乳房全体をマッサージする。乳房を外側から内側に向かってマッサージし、乳房内を探って、しこりや、かたまりを感じ取っていく。この方法で、両側の乳房を調べる。

③体を横たえ、上を向き、片方の手は後頭部の下に置く。もう片方の手と指先を使い、もう一度、乳房を外側から内側に向かってマッサージする。乳首を軽くしぼり、浸出液がある

か調べる。この方法で、両側の乳房を調べる。

異常を感じても、パニックにおちいらないこと。自己の触診などで見つかるしこりの90％以上は、良性のものである。乳房は非常にホルモン変化に敏感である。どの年代でも、エストロゲンやその他のホルモンによる自然な刺激が原因で、しこりやかたまりが発生することがある。ただ、何らかの異常を感じたら、必ず医師による検診を受けに行くことが重要である。

不必要な医療放射線を避ける

「安全な」医療放射線というのは、あり得ないということを知る必要がある。すべての放射線には、何らかのリスクがある。当然のように行われる歯医者でのレントゲン撮影を含め、たとえ内科の医師、放射線専門医、歯科医から安全性を保証されても、可能な限り放射線（X線）撮影は避けることである。

第6章

乳房インプラントにひそむ危険

乳房インプラントは深刻な問題を引き起こす可能性がある、シリコンジェルを使用し、ポリウレタン素材で包まれたものの場合は特に、乳がんのリスクとなる。形成外科医や乳房インプラント産業界は、このリスクを知っていながら、何十年も無視してきた。

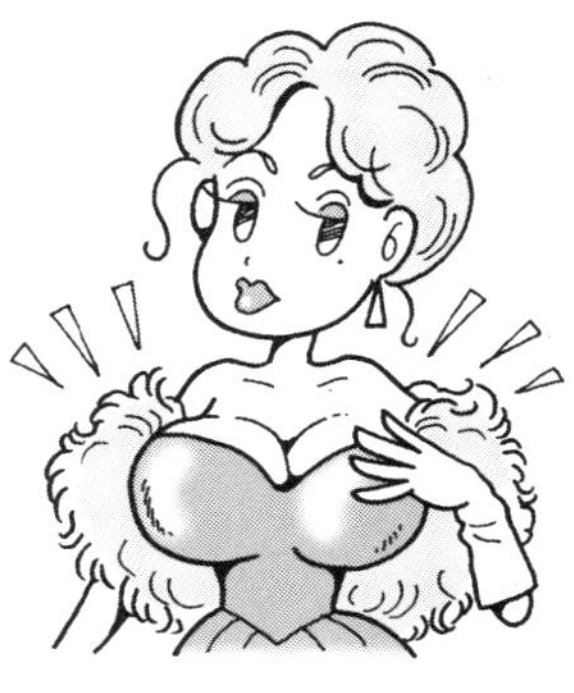

女性の乳房。それは憧れや性欲の対象であり、母性や子育てのシンボルでもあり、画家や彫刻家は美の極致として時代を超えて描いてきた。今日では、「豊かなバストに、細いウエスト」という現実離れした理想像が、雑誌、テレビ番組、広告などから作られたため、世の女性たちを食い物にする形成外科業界の思うつぼとなり、健康と安全性は二の次になっている。

乳房インプラントの移植手術を受ける、その80％は外見の美のためであり、20％は乳腺切除術後の乳房再建とみられている。

「インプラントに使われるシリコンが、乳がんの原因であるという直接的な証明は何もない」とは、1987年に用意されたFDA専門調査会報告の一文である。この報告を行った調査会の学者たちは即座に再任され、その後に、「しかし、そうであると疑う余地はまだ多く残っている」との見解を発表した。乳がんは、発達するのに数十年とはいかないまでも、数年を必要とするものなので、まさしく女性たちの運命にかかわる大問題なのである。

乳房インプラントとはどういうものか

乳房インプラントには、シリコンジェルが入った袋を入れる方法や生理食塩水入りの袋を使う方法がある。生理食塩水を使用する処置には、先に袋を外科手術で胸に埋め込んでから後でバルブから食塩水を注入していく、という方法もあるが、漏れや縮みが主な問題となっている。

シリコンジェルのインプラントには、2種類ある。縫い目がないシリコン製の膜で覆われたものと、発泡ポリウレタンで覆われたもの、である。

インプラントに伴う問題

乳がん発症のリスクが高くなることとは別に、乳房インプラントによる深刻な問題がある。インプラントには、その当初から、安全性に関する問題がつきまとっていた。しかし、メーカー側は、リスクを矮小化して販売し続けた。

●インプラントの破裂　生理食塩水のインプラントが破裂した場合、食塩水は体内に吸収される。しかし、それを覆っていたシリコン製の膜は、外科手術で取り除く必要がある。シリコンジェルのインプラントが破裂した場合、粘り気の強いジェル状のシリコンは少しずつ体内に流れ出るので、問題が発生していることに気づかない場合もある。外見上キズがないインプラントでも、少量のジェルが、乳房組織に漏れ出ている場合がある。漏れたシリコンが乳房組織内に入れば、リンパや血液などの循環系で運ばれて、離れた場所に移動する。その結果、関節組織や、肺細胞、皮膚などでもシリコンは見つかっている。毒性のあるジェルが数年間も身体組織に触れ続けていると、シリコンの破裂が発見される前に、溜まっている場所で慢性炎症が発生したり、自己免疫疾患を引き起こすことがある。

●シリコンの硬化　ジェルでも食塩水インプラントでも、やがてインプラントの膜の表面が硬くなってくる。これは、痛みを伴う炎症を発生させる。硬くなったインプラントには、小さなキズができて裂ける場合もある。すると、内容物が漏れることになる。この問題を避けるために、ポリウレタンのインプラントが試されたが、不成功だった。

●自己免疫疾患　インプラントによって、身体が異常な抗体を作り出すことがある。抗体は免疫系細胞であり、それらの役目は身体の外から侵入した異物を攻撃することだ。異物とはウイルスや細菌のことである。

抗体は、自分ではないものや有害なものを検知する。しかし、自己免疫疾患の場合、免疫系が作り出した抗体は、正常な体細胞を攻撃する。自己抗体は、リウマチ性関節炎、全身性エリテマトーデス、強皮症などの原因になる。そして、関節、筋肉、腱や皮膚に影響を及ぼす。

インプラントと乳がん発症のリスク

シリコンジェルのインプラント、特に、ポリウレタンのものを使用している女性たちには、乳がんの重大なリスクがある。このことは、動物実験や臨床実験で科学的に証明されている。

シリコンジェルのリスク

乳房インプラントに使用されたシリコンジェルは、ラットの実験に対して発がん性を有する。ラットの皮下に注入されたシリコンジェルが原因で、その部位に悪性腫瘍が顕著に増殖した。しかも、その腫瘍は非常に侵襲性が高く、すぐ死に至るものだった。

シリコンジェルを腹腔に注入されたマウスは、形質細胞腫瘍を高い確率で発生させたという。この腫瘍は、多発性骨髄腫という、数は少ないが致命的な骨髄腫と関連があり、より高齢な人に発生するといわれる。また、同時にわかったのが、シリコンは体内で結晶シリカに分解されるということだ。これは、動物にも人間にとっても、強力な発がん性物質である。

ＦＤＡの報告書には、次のように記載されている。

「インプラントがある部位にホルモンが高濃度に集中することは、動物実験により、がんの発生率を増加させる原因になる」

発泡ポリウレタンのリスク

シリコンジェルのインプラントを覆うために、用いられている発泡ポリウレタンは、ジェルそのもの以上に、発がん性が高い。

発泡ポリウレタンは、発がん性物質の2、4-トルエン・ジイソシアネートを原料にして作られる工業用包装材、絶縁材で、汚染物質であることに変わりはない。乳房に挿入されれば、少しずつ局部組織に浸透し、分解され、より多くのトルエン・ジイソシアネートを放出するようになり、別な発がん性物質である2、4-ジアミノトルエンに変換される。

ジアミノトルエンは、染毛剤に使用されていたことがある。非常に危険性が高いため、美容業界はこれを「自主回収」せざるを得なくなった。にもかかわらずインプラント業界は、敏感な乳房組織を、このような発がん性物質で浸し続けてきたのである。

発泡ウレタンのインプラントを使用している女性の尿中と母乳から遊離型ジアミノトルエンが発見された、という事実もある。

エチレンオキシド

乳房にインプラントを挿入した手術後、シリコンジェルや発泡ポリウレタンのインプラントを定期的に消毒するために、インプラント表面にエチレンオキシドというものを適用する。複数の研究で、この滅菌剤が、乳がんやその他のがんを引き起こしていたことがわかっている。

インプラントと多発性骨髄腫

高齢者に発生するめずらしい種類のがんに、多発性骨髄腫《こつずいしゅ》というのがある。骨髄のがんで、形質(血漿)細胞に影響を与えるがんだ。比較的若い女性であるにもかかわらず、乳房インプラントを挿入した後に多発性骨髄腫になったというFDAの臨床報告が約20件ある。

自分をまもるために

インプラントは取り除いてもらう

アメリカ中で、形成外科医のもとを訪ねる女性の数は、年々増えている。それも、乳房インプラントを入れるためではなく、取り出すために。理由の多くは、強皮症や、他の自己免疫疾患に悩まされるようになったことであり、また、インプラントの分解で乳房の形が崩れるといった話を聞いたから、というものもある。

もし、現在あなたがインプラントを使用しているなら、取り出すことを強く勧めたい。なぜなら、乳がんや、その他のがんのリスクに影響を与えるからである。

インプラントより安全な手段を選ぶ

乳房インプラントに関する論争がある一方で、多くの女性たちは、それでもバストを大きく見せたいと思っている。もし、読者が乳房インプラントを使用したいと思っているなら、形成外科を訪れる前に、次のより安全な代替手段について知っておいてほしい。

●**インプラント類**　食塩水やシリコンジェルの代わりに、ピーナッツ油を使用しているインプラントがある。ピーナッツ油は身体で吸収しやすく、たとえ膜が破れても、重大な影響を及ぼすことはない。とにかく、シリコンジェルのインプラントだけは、なんとしても避けたい。

●**移植術**　身体の別な場所から（腹部や背中など）乳房に組織を移植して乳房を再建する方法は、インプラントに代わる、より安全な手段である。この方法では、外科医が、皮膚や筋肉のたるみ部分に、身体の別な場所から取ってきた脂肪で乳房をつくる。

マンモグラフィーで特別な方法を依頼する

現在インプラントを使用していて、マンモグラフィー検査が必要になったら、インプラントの使用を医師に告げ、乳房から少しずらしたかたちで、撮影をするように頼むことが必要だ。

第7章

乳がん予防薬が乳がんを呼ぶ

ここで述べる危険性とは、乳がんの予防のために、栄養素や合成薬物を使用することである。健康な女性のこのような薬の使用は非常に問題で、命にかかわるリスクを負う。

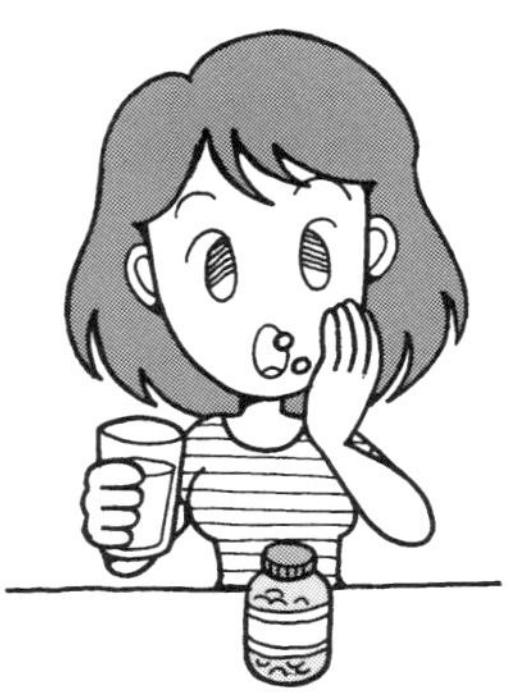

エストロゲン・ホルモンは、多くの乳がんのリスクファクターと相関関係を持っている。例えば、遺伝的、生殖、食事、生活習慣、環境上のリスクなどと無関係ではない。これらのリスクが複雑に影響しあって、乳房細胞の分裂を促進し、それが悪い方向に働けば、乳がんのリスクが増える。したがって、タモキシフェンのように、エストロゲンが乳房に影響を及ぼすのを邪魔するホルモンが、乳がん発生のリスクを減らすだろうと期待されている。

タモキシフェンの真実

タモキシフェンは、乳房に対しては抗エストロゲンとして働く一方で、子宮や、低レベルながら心臓、血管、骨に対してエストロゲンのように働く。

1970年代の終わり頃から、がん専門医は、タモキシフェンを乳がんの治療に使い始めた。タモキシフェンを使用した女性たちは、もう一方の乳房にがんが広がる対側性がんを、約3分の1の確率で減らしたという。

NCI（米国立がん研究所）は、タモキシフェンの乳がん治療における抗エストロゲン効果から、「この薬は、健康な女性の乳がんをも予防するだろう」と安易に結論づけてしまった。

また、NCIは、タモキシフェンが骨粗しょう症、心臓疾患のリスクも減らすと主張。タモキシフェンにはエストロゲンのようにも働く側面があるので、骨や血清コレステロール、心臓に対する保護効果があるというわけだ。

残念ながら、この誤った危険な予防方法は、NCIの古い体質が生み出したものだ。それは、化学汚染、医療技術（放射線など）、発がん性薬剤、エストロゲン薬剤などによって引き起こされているがんを、同じ化学薬剤を使って予防しようとする姿勢である。私たちは、自分たちの健康をまもるために、必死で発がん性化学物質の害を減らそうと、もがいているのに、NCIは、もっと多くの化学物質を与えることが解決法だと信じているのである。

タモキシフェンのリスク

十分に調べられたタモキシフェンの合併症には、早発更年期障害、目の障害、血栓、肝炎、肝臓がん、子宮がん、その他がある。

だから、タモキシフェンを使って、命を脅かすかもしれない乳がんと闘おうと考えている女性は、これらの合併症を受け入れられるかどうか、十分に考える必要がある。

●**更年期障害**　タモキシフェンは、若い女性などに更年期障害を引き起こさせることがある。のぼせや、膣からの排泄物、膣の萎縮、その他の衰弱的変化がある。

●**目の障害**　タモキシフェンを使用した女性の6％に、網膜へのダメージ、角膜混濁、視機能低下、などが起こったという。

●**血栓**　タモキシフェンを摂取した女性に、命にかかわるような血栓が約7倍にも増えることがわかった。

●肝炎、肝臓がん、子宮がん、その他のがん　タモキシフェンは、肝臓に対して毒性がある。実際、タモキシフェンで治療をした患者に、急性肝炎が発生した報告がある。動物実験では、予防研究で投与したのと同等のタモキシフェンを与えたラットの12％に、非常に侵略的ながんを発生させたことがわかった。

実験室で行われた複数の研究は、タモキシフェンが細胞中にある遺伝情報ＤＮＡに対して、後戻りできないほど強く結びつくことを示した。

タモキシフェンで乳がんの治療を行った患者の、もう一方の乳房に再びがんが発生したら、非常に攻撃的な性質であることが多く、すぐに死に至ることもある。

また、タモキシフェンで乳がんの治療をした患者は、他の種類のがんを発生させるリスクが50％高くなり、特に消化器系のがんで高くなった。

攻撃的な子宮がんのリスクが、タモキシフェンで顕著に高まるが、このエストロゲン様作用を考えれば、結果は想定の範囲内だろう。この研究の提唱者は、子宮に対するリスクを認めたが、子宮摘出をすれば「どうにでもなる」と言った。医療界における性差別の典型的な例だ。

タモキシフェンの圧力

これまでに挙げてきたような研究の詳細内容をもとに、1995年、カリフォルニア州の発がん性物質検証委員会（CIC）は、何の異論もなく、タモキシフェンには絶対的な発がん性があると結論づけた。タモキシフェンの治療を受けた患者に、子宮がんが6倍に増加したことも強調した。カリフォルニア州環境保護局の報告書では、次のように警告している。「タモキシフェンは女性に子宮内膜がんを発生させることがわかった。タモキシフェンの使用で、子宮内膜や婦人科系の異常が発生している。タモキシフェンが、人間にも動物にも、がんの原因となることは明らかである」

1996年2月、WHO（世界保健機関）の国際がん研究局は、正式に、タモキシフェンの発がん性を認めた。それでも、タモキシフェン研究では、その危険性を明らかにすることもなく、より多くの女性たちを臨床実験に参加させた。臨床実験に参加する際の「同意書」には、タモキシフェンのことを「非常に総合的な治療薬」だと書いてあり、誤解を招いている。タモキシフェンを使用することで、果たして利益があるかどうかは疑問が残るし、そのリスクも実際より小さく伝えられている。インフォームドコンセントというのは、すべてのリスクと利益が明らかにされ、その医療を処方する医師から詳しく説明があって、初めて実現することだ。

また興味深いことに、NCIは、奇形児出産とタモキシフェンとの関係を示す実験的な証拠があることから、妊娠中の女性を研究対象から除外した一方で、明白な証拠がある肝臓がんのリスクについては全く無視していた。

より最近になって、ヨーロッパで行われたタモキシフェンに関する2つの長期的研究から、乳がんの予防効果が全くなかったことがわかっている。

第2世代薬

タモキシフェンは、「選択的エストロゲン受容体モジュレーター（SERM）」という種類に属する薬物の、第1世代薬であることは前に述べた。これの第2世代エストロゲン／抗エストロゲン薬が、現在開発途上にある。

この種の薬は、乳房に対しては抗エストロゲンとして働き、乳房のα‐エストロゲン受容体に結びつく。一方で、心臓、血管、骨に対しては、エストロゲン様に働き、β‐エストロゲン受容体に結びつく。

SERM系の薬は骨粗しょう症の予防に役立つ。しかし、イーライリリー社が行った安全性テストで、ラロキシフェンが実験用ラットやマウスに、治療用よりも低い濃度で卵巣がんを誘発させた。イーライリリー社は、この情報を公開しなかった。

1998年1月12日、私（著者）がこれを非難したところ、「ジム・レーラー・ニュース」という番組で、イーライリリー社の広報担当者が次のような発言を行った。

「SERM系の薬が実験動物の卵巣に与えた発がん性作用は、更年期女性のリスクを考えるときに、あまり重要ではない」

しかし、長期間のホルモン補充療法で、合併症として卵巣がんが発症する可能性があることは、よく知られている事実だ。

自分をまもるために

乳がんのような重大な病気の治療に、何らかのリスクが伴うのは、ある程度、仕方がない。しかし、健康な女性にタモキシフェンを処方することから生じるリスクは、予防のためにわざわざ背負うべきものではなく、その害は、得られる利益よりも大きい。

予防にタモキシフェンはいらない

健康な女性は、タモキシフェンを使うべきではない。すでに使用しているなら、すぐにやめて、研究治療を行ってきた医師に、今後長期間にわたり、タモキシフェンによる合併症の予防と治療のため、一般の健康診断（血液検査などの理学的検査）を求めることだ。

あなたには、その医師を医療過誤として訴えるのに十分な根拠がある。なぜなら、医師はこの薬の深刻なリスク、死に至る可能性もある合併症について十分な説明をしていないからだ。

より安全な代替手段を使う

乳がんを予防するには、危険なホルモン系薬物を使用するよりも、ずっと安全な方法がある。

乳がんから体をまもるような食事に改善し、必要ならば体重を減らし、定期的に運動をし、飲酒量を最低レベルに減らす。そうすれば、乳がんのリスクを十分に減らすことができる。もちろん、他の病気の予防にもなる。

第8章

一般的な薬にも危険が！

一般的な処方薬にも、乳がんの危険を促し、悪化させる可能性がある。例えば、高血圧の薬、感染症の薬、精神障害の薬（不安症、うつ、精神疾患など）、がんの薬、高コレステロールの薬、消化不良の薬、潰瘍《かいよう》の薬、などが含まれる。

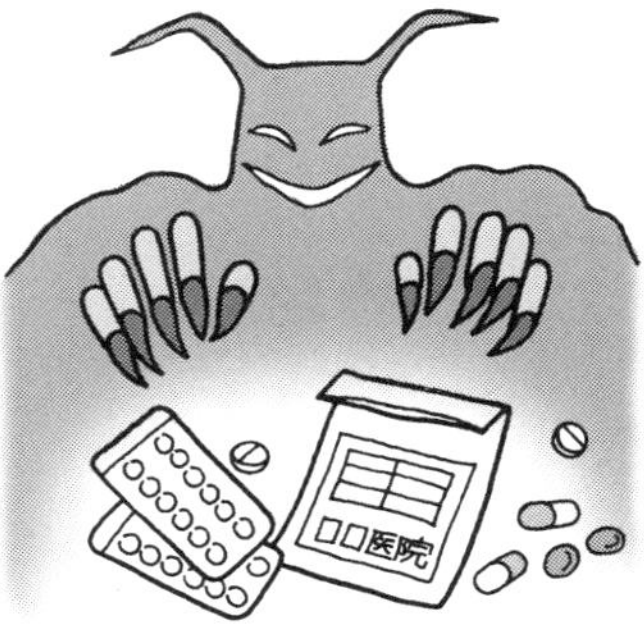

20世紀は、医学が急速に発達し、多くの人々の命を救った。しかし、私たちがその副作用を予測し、コントロールできる範囲を超えて、医療技術の発達は進んで行ってしまった気がする。

例えば、ジエチルスチルベストロール（DES）、これは流産を予防する目的で作られた化学合成ホルモンで、多くの若い妊婦に処方されている。しかし、長期にわたって行われた動物実験で、その発がん性が証明されており、結局女性たちの乳がんのリスクを増加させている。

この章では、危険で、予測ができない副作用の可能性がある薬や、特に乳がんのリスクを高めるような薬、今あるがんをより広げてしまうような薬について情報を提供していきたい。
読み進むうちに、薬というものが、どれだけ身体に影響を及ぼしているかわかるようになる。

高血圧を治療する降圧剤

製薬会社は、いくつもの降圧剤（血圧を下げる薬）を開発している。そのうちの4種類は乳がんのリスクを高める。レセルピン、ヒドララジン、スピロノラクトン、アテノロールである。

●レセルピン　レセルピンは、末梢アドレナリン拮抗薬という薬物群に属し、ノルエピネフリン（血管を収縮させる副腎髄質ホルモン）の放出を抑制することで血圧を下げる。

長期間、レセルピンで治療を行うと、乳がんのリスクが3倍になる。

レセルピンは、血液中のプロラクチン濃度を高める。プロラクチンは、下垂体ホルモンの一種で、正常な細胞が成長するときにも、乳がんの細胞が成長するときにも必要なホルモンである。したがって、プロラクチン濃度を高めるような薬は、同時に乳がんのリスクも高める。

●ヒドララジン　ヒドララジンは、血管拡張薬で、動脈を広げることで血圧を下げる効果を持つ。レセルピンで効果を得られなかった高血圧患者に処方されることが多い。この薬を5年以上服用した女性は、乳がんのリスクが倍に増えたという。

●スピロノラクトン　スピロノラクトンは、利尿薬である。尿によって排泄する水分量を多くし、血圧を下げる。

今日までの研究では、アルダクトンと乳がんリスクとの間に、わずかな関連性しか確認できていない。しかし、製薬会社は発がん性試験の結果を偽っていて、データに不審な点が多い。にもかかわらず、FDAは、アルダクトンの使用を無制限に認めている。

●アテノロール　アテノロールは、心臓から送り出される血液量を減らしたり、心拍数を減らすことで、血圧を低くする薬である。研究では、アテノロールが乳がんと下垂体がんを引き起こしたことを報告している。女性たちは、この薬を使用するべきではない。

感染症を治療する抗生物質

抗生物質は、細菌感染症に対抗する薬だ。第2次世界大戦前、最初の抗生物質ペニシリンが開発された。現在では、細菌が原因の病気を撃退するため、100種類以上の抗生物質が開発されている。そのうち、2種類の抗生物質が、乳がんのリスクを高めることがわかっている。メトロニダゾールと、ニトロフラゾンである。

●メトロニダゾール（フラジール）　最も幅広く処方されている抗生物質の1つ、フラジールは、膣のトリコモナス菌を殺す。

複数の研究で、フラジールと乳がんのリスクには関係があることがわかっている。フラジールを与えた「オスの齧歯類《げっしるい》に、顕著な乳がんの増加がみられた」という。このことから、研究者たちは「フラジールは非常に発がん性が高いもの」と認識するようになった。

●フラシン、フロキソン（ニトロフラゾン）　外傷、やけど、皮膚感染などの治療薬として使用される。

多くの医師がピロリ菌が原因の胃潰瘍に、フロキソン（フラゾリドン）を処方している。フラシンが齧歯類の乳がんを増やしたとの報告があるが、人間対象の疫学的データはない。

精神治療薬

感情障害や精神障害、例えば、不安や睡眠障害から、うつや精神疾患に至るまで、精神治療薬はアメリカ国内だけでなく、世界中で処方されている。いくつかの研究が、こうした薬物の乳房組織に対する危険な影響を示唆している。

●精神安定剤　バリウム（ジアゼパム）や、同様のベンゾジアゼピン系薬物は、血中プロラクチン濃度を高くする。プロラクチンは、特に閉経前の女性の、侵潤性乳がんの成長と発達を刺激するホルモンである。

例えば、1976年、手術後12ヶ月以内に乳がんが再発した患者の中で、精神安定剤を使用している人が多かった、とする研究が複数あった。この結果は、バリウムに、診断されていない初期のがんの進行を促す可能性があることを示唆している。ジアゼピンとがんの関係が確認されたら、その後に起こることはあまりにも恐ろしい。不安をやわらげる目的で、かなり多くのがん患者に精神安定剤が処方されているが、実はそれは、助けを求める人たちの苦しみを増加させている。

●抗うつ剤　毎年、2000万人以上のアメリカ人が、うつに悩まされている。そのうち、3分の2が女性である。エラビル（塩酸アミトリプチリン）とプロザック（塩酸フルオキセチン）が、最も広く処方されている薬である。発がん性化学物質を投与された実験用齧歯類は、両方の薬物によって乳がんの成長が増大した。

●抗精神病薬　統合失調症のような精神異常を治療する目的や、チックとトゥレット症候群（意図しない突然の発言）をコントロールする目的で、処方されることがあるハルドール（ハロペリドール）は、発がんに関与するプロラクチン・ホルモンの放出を引き起こす。

制がん剤

すべての制がん剤は、ある種のがんを治療するのに有効である一方、がんを誘引する可能性も持っている。あまり知られていないが、制がん剤には、皮肉なことに発がん性がある。

NCI（米国立がん研究所）によると、悪性リンパ腫やその他のがん治療のために、ナイトロジェン・マスタード（ビンクリスチン、プロカルバジン、プレドニゾン）を処方された女性は、15年以上あとになって乳がんを発症するリスクが高くなるという。

コレステロール降下剤

プラバコール（プラバスタチン）に関する研究で、血中コレステロール値を下げる目的で作られたこの薬を服用した女性は、乳がんの発症率が12倍にも上昇したと報告されている。

よく使われるコレステロール降下剤、フィブラーテやスタチンが、実験動物の齧歯類に対して乳がんやその他のがんの原因となり、「使用するべきでない」としている。女性の心臓病を予防するという使い方においても、より深い研究が求められる。

胃腸薬としての制酸剤

タガメットは、消化不良や潰瘍のための治療薬だ。この薬に発がん性はないが、身体のエストロゲン代謝に影響を与え、「良い」エストロゲンの量を減らし、「悪い」エストロゲンの量を増やす。男性がタガメットを使用すると、女性化乳房（乳房の肥大化）の発生率を高め、乳がん患者も出す結果となっている。「8ヶ月間、薬を使用した後、男性患者の右乳房に、悪性腫瘍ができていた」との報告がある。

自分をまもるために

病気になり、治療薬が処方される時、たいていの人は、症状から回復することしか考えられない。しかし、薬には、喜ばしくない作用や知らされていない副作用があるかもしれないことを忘れないでいてほしい。乳がんのリスクを高めるものも含まれているのである。

乳がんのリスクを高める薬は避ける

知識は力、である。どんな薬を飲む場合も、その効果と副作用について、あなたがどれだけ知っているかにすべてがかかっている。その薬を処方した医師に尋ねるだけでなく、ネットや書籍などを通じて自分でも調べるべきだ。

より安全な代替手段を選ぶ

薬の情報を手に入れれば、主治医と一緒により安全な代替手段を検討できるようになる。食事やライフスタイルを変えることで、薬の量を減らすことも使用をやめることもできるだろう。

しかし、どのような場合でも、主治医と相談せずに、薬の摂取をやめてはいけない。

●**高血圧**　ナトリウムの少ない食事をすること、動物性食品を少なくすること、食物繊維を豊富に摂ることなどで、高血圧を改善できる場合もある。塩分を避け、カルシウム、マグネシウム、カリウムの摂取量を多くすれば、血圧を下げるのに役に立つ。また、食事の改善とともに、体重も落としたほうが良い。定期的に運動し、禁煙もすること。

●**酵母菌感染症**　膣感染症の治療でフラジールを使用するなら、摂取は最初の1日だけにすること。酵母菌（イースト菌）感染症を改善するには、1日に2回入浴をし、綿の下着を着て、パンティーストッキングや、脚にピッタリとフィットする服は身に着けないようにすると良い。

●**潰瘍**　潰瘍のための自然な治療方法は数多くある。生のキャベツの摂取は最も簡単な方法だろう。キャベツには、グルタミンという自然な化学物質が含まれており、胃の粘膜を再生させるように刺激を与えると考えられている。潰瘍がある場合は、アスピリンの使用は避けるべきだ。また、禁煙し、乳製品、カフェイン飲料、酒類の摂取を減らしたほうが良い。

●**心理障害、精神障害**　統合失調症などの精神に障害のある人は、乳がんのリスクがあるにもかかわらず、ハルドールのような薬を処方されることが多い。うつや不安が重篤な場合も、薬物治療が施される。

しかし、すでに乳がんである場合や、乳がんのリスクがすでに高い場合は、ストレスやうつを和らげるような薬に頼るべきではない。それほど重篤でなければ、カウンセリング療法や、行動修正などで対処することが可能である。

第9章 毎日の食事にある危険

高カロリーで動物性脂肪の多い食事には、乳がんのリスクが2つ。1つが肥満。もう1つは、動物性脂肪中の発がん性物質やエストロゲン様化学物質にさらされること。

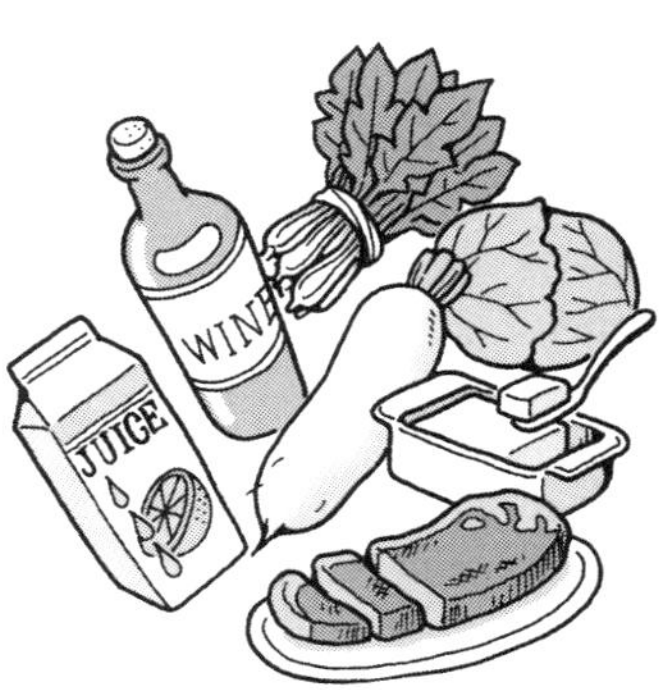

食事は、次の2つのこととつながって、乳がんのリスクに影響を及ぼす。

1つは、あなたが燃焼させるエネルギーよりも、多くカロリーを摂取すること。こうなると、体重は増加し、乳がんや他の疾患を発症させるリスクが増す。

もう1つは、食べ物が発がん性の農薬や産業性汚染物質で汚染されていること。動物性脂肪や乳脂肪を含む食物は、特にこうした汚染を受けやすく、魚・果物・野菜、飲料水さえも、がんを誘発する有毒な汚染物質を含んでいる。

長い間、典型的なアメリカ人の食生活と健康との関係は軽視されてきた。なぜなら、地球上で最も汚染を拡大させている人たちの利益を保護し、自分も彼らから保護されているグループが医療を牛耳っているからだ。一方で彼らは、「リスクを下げるために脂肪の摂取量を減らす努力をしなければならない。それができないのは、すべて自分の責任である」という。こうして、責任を市民に押しつける。

動物性脂肪の摂取を抑えれば適正体重を維持するのに役立ち、乳がんのリスクも下げられる。食生活ではほかにも重大なリスクがある。それは、多くの食物を汚染している発がん性のホルモンや、農薬、その他の産業性汚染物質である。

これらのリスクは、動物性脂肪が少なくて汚染の程度が低い食生活を行えば対応できる。

肥満と乳がんの関係

肥満は寿命を縮める

肥満は、寿命を縮めるリスク要因であり、高血圧症や心臓病、糖尿病、そして結腸がん、直腸がん、子宮体がん、卵巣がん、乳がんなどの大きなリスク要因とも考えられる。

統計によると、肥満は、閉経後に乳がんになるリスクを50～100％増加させるという。この割合は、年齢が高くなるほど、また肥満である状態が長いほど増加する。

肥満とエストロゲンの関係

体重、特に「お腹まわり」が重いほど、より多くのエストロゲンが身体を循環することになり、乳がんのリスクはより高くなる。4万人の閉経後の女性を追跡調査したところ、後に乳がんになった人は、健常な人よりもウエストとヒップの比率が高かったという。

つまり、体重の重い女性は、より多くのエストロゲンを、血流中や乳房組織内に放出することになる。高濃度のエストロゲンに加え、閉経後の肥満女性は、「悪いエストロゲン」がより多くなり、エストロゲン結合タンパク質は少なくなる。

肥満はまた、「エストロゲンの窓」を、通常よりも長い間、開放させる。肥満は、初潮が始まる年齢を下げ、閉経になる年齢を引き上げるのである。

肥満は「エストロゲンの窓」を開く

理想体重（身長(m)×身長(m)×22）より20％以上体重が重いと、次のように更年期の乳がんリスクが増加する。

●早い初潮

- ●授乳終了後の早発排卵
- ●遅い閉経
- ●閉経後の総エストロゲン量増加
- ●閉経後の「悪いエストロゲン」量増加
- ●閉経後のエストロゲン結合量減少

食事の脂肪と乳がんについて

科学者たちは長い間、肥満が乳がんのリスクとなるのは、脂肪を摂り過ぎるからだと考えてきた。しかし最近、9万人近い女性の食習慣を調査したところ、食事における脂肪の割合が25％未満と、49％以上の人とでは、乳がん発症率にまったく差がなかった。

食品中の脂肪に様々な汚染物質（がんを引き起こす、エストロゲン様物質、農薬、その他の工業用化学薬品、性ホルモン）が含まれている、という事実はあまり知られていない。これらの汚染物質が一度身体に入ると、蓄積して濃縮され、乳房内の脂肪では、食品に含まれていた時の数千倍の濃度となって、その乳房は特別危険な場所になってしまうのだ。

食品を汚染する物質を知る

スーパーの棚に並ぶ多種多様な商品は、食品業界の存在証明である。しかし、残念なことに、この見せかけの豊かさは高くつく。これらの食品には、パック詰めや輸送過程を経た後に、どれくらいの栄養が残っているのかを考えなければならない。

さらに、食品業界は、大量の農産物を育てて市場に出し、多くの利益を上乗せして販売するために、強力で有毒な化学物質を開発している。

化学物質の中で重要なのは、次のとおり。

農薬　生産者にとっては農作物につく害虫を殺す。消費者にとっては危険な残留物を残す。

性ホルモンや成長ホルモン　食肉生産や酪農生産量を高める。プラスチック包装と包装製品。食品着色料。原子力発電所からの放射能汚染物質（次頁からの表を参照）。

1960年代にさかのぼる一連の研究で、こうした食品汚染物質の摂取が、乳がんのリスクを増やすことが立証されている。これらの研究は、大きく3種類に分類される。1つは、特に農薬だが、実験用ラットに乳がんを誘発したという内容のもの。

食品汚染物質とその影響

	化学物質	エストロゲン様作用	乳房への発がん性	含有するアメリカの食物
農薬関連の物質	アトラジン	＋	＋	水、大根、にんじん
	ベンゼンヘキサクロリド	＋	＋	牛肉、羊肉、鶏肉、淡水魚、海水魚の一部
	クロルデン	＋	＋	牛肉、羊肉、鶏肉、淡水魚、海水魚の一部
	クロルデコン	＋	−	バージニア州の一部の淡水に生息する魚
	シアナジン	＋	＋	水
	DDT	＋	−	牛肉、羊肉、鶏肉、淡水魚、海水魚の一部
	1,2ジブロモ-3-クロロプロパン	−	＋	水
	1,2-ジブロモエタン	−	＋	水
	1,2-ジクロロエタン	−	＋	水
	1,3-ジクロロプロピレン	−	＋	水
	ジクロルボス	−	＋	ワイン
	ジコホール	＋	−	果物(りんご、干しぶどう)、果汁(りんご、オレンジ)
	ディルドリン	＋	＋	牛肉、羊肉、鶏肉、淡水魚、海水魚の一部
	エンドスルファン	＋	−	果物、野菜
	エタフルラリン	−	＋	水
	エチレンオキシド	−	＋	香辛料
	エトリジアゾール	−	＋	水
	ヘプラクロル	＋	＋	牛肉、羊肉、鶏肉、淡水魚、海水魚の一部
	リンデン	＋	−	牛肉、豚肉、羊肉、鶏肉、淡水魚、海水魚の一部
	メトキシクロル	＋	−	果物、野菜、穀物
	ミレックス	＋	−	五大湖の魚
	オリザリン	−	＋	ぶどう、ワイン、水
	プロメトン	−	＋	水

	化学物質	エストロゲン様作用	乳房への発がん性	含有するアメリカの食物
農薬関連の物質	プロパジン	−	＋	にんじん、セロリ、フェンネル、水
	シマジン	＋	＋	水
	スルファラート	−	＋	水
	テルブシラジン	−	＋	水
	テルブトリン	−	＋	水
	トクサフェン	＋	−	淡水魚、ピーナッツ、ピーナッツバター
	トリベヌトロンメチル	−	＋	水
産業性の汚染物質	ジクロロメタン	−	＋	カフェイン無しコーヒー
	ポリ塩化ビフェニル（PCBs）	＋	−	内陸水路系・湾内・河口・港・マリーナなど囲われた水に生息する淡水魚と海水魚、東欧の食肉
	多環式芳香族炭化水素（PAHs）	＋	＋	湾・河口・港・マリーナ・など囲われた水に生息する魚介類、炭焼きの肉と魚介類
家畜用の薬物	成長刺激性ホルモン	＋	＋	牛肉、羊肉
	ウシ成長ホルモン（BGH）	−	±	乳製品
	ニトロフラゾン	−	＋	牛肉、羊肉、家禽類
食品着色料と包装材	ビスフェノールA	＋	−	プラスチック製食品包装材、缶詰の内張り
	ノニルフェノール	＋	−	プラスチック製食品包装材、缶詰の内張り
	ポリスチレン	＋	−	プラスチック製食品包装材、缶詰の内張り
	赤色３号	＋	±	加工食品（シリアル、人工着色飲料）
核分裂産物	ヨウ素-131、短寿命アイソトープ	−	±	各施設近隣で育った牛肉や乳製品

（＋は、関連性あり。±は、関連性があると思われる。−は、関連性なし）

2つめは、食品汚染物質が、人のがん化した乳房内で濃縮されていたというもの。

3つめは、乳がん患者の血液中に、汚染物質が特に高濃度で発見されたというものだ。

発がん性物質

食物に含まれる発がん性物質には、主に、農薬、産業性汚染物質、性ホルモン、がある。

食品汚染物質が、がんを引き起こすことは確認済みである。複数の研究で、発がん性物質が、人の乳房組織で濃縮されることが示されており、さらに他の研究でも乳がん患者の血液中に、こうした発がん性物質が高濃度に含まれていることが確かめられている。

農薬は、それに汚染された食物を口に入れるだけでなく、呼吸や皮膚を介しても身体に吸収されていく。農薬は、私たちが歩いたり、遊んだりする場所でも、散布されたり、置かれたりしている。実際、様々な種類の残留農薬が、人の母乳や、牛乳からも発見されているという。

放射性物質のリスク

毎日、原子力発電所は発がん性の副生成物を大気中に放出している。この副生成物は、乳牛が食べる牧草や水を汚染し、牛乳やチーズのような乳製品として市場にも入り込み、最終的に、人の体内にも入る。私たちの身体では、乳房組織だけでなく、例えば骨の中に、いくつかの種類の放射性物質を蓄積させ、それらも傷つけられることになる。

この危険な汚染物質は、その地域の乳製品に蓄積されていく。1976年、ウォーターフォードで生産された牛乳には、ストロンチウム‐90や、極めて有害な放射性同位元素が含まれており、その濃度は、核実験最盛期に記録されたものよりも高かった。

エストロゲン様化学物質

フロリダピューマが絶滅に瀕している。その理由は、汚染物質がオスの生殖器を女性化させているからだ。五大湖に生息する野生のカモメは、奇形のくちばしを持って生まれ、その卵の殻は異常なほど薄く、汚染の結果としてメス同士の巣作りが起こっている。

自然環境の中に蔓延しているエストロゲン様化学物質によって、あらゆる種類の生物で奇形が発生したり、死んだりしている。野生生物生態学者シーア・コルボーンは、その事態を次のように述べている。

「私たちが用意した化学薬品のスープの中で、人間も環境も、重大な変化を始めた」

有毒な化学物質は、人に対しても、乳がんやその他のがんを発生させるリスクになっている。食品汚染物質の多くには、発がん性だけでなく、エストロゲン様効果もある。食品汚染物質は、天然のエストロゲンとは全く違った化学構造なのに、人の身体に入ると天然のもののように作用する、ということである。

天然エストロゲンが結合するために細胞膜に用意されている受容体に、このエストロゲン様化学物質は結合してしまう。すると、体内では微量ではあるが、ホルモン系に影響を及ぼす。例えば、乳房内では、エストロゲン様化学物質により、通常より速く細胞が成長し分裂を始めることになる。また、異常細胞や前がん状態の細胞があれば、その成長も促される。

これらを、エストロゲン様化学物質、擬似エストロゲン、などと呼ぶ。

擬似エストロゲンは、多様なかかわり方によって、女性の乳がんのリスクに影響を及ぼす。

●**高濃度**　天然エストロゲンよりもずっと力が弱いながらも、多種多様な食物の中で濃縮されるので、高濃度になれば蓄積された影響力は多大となる。

●**持続性**　身体は24時間以内に天然エストロゲンを排泄できるが、擬似エストロゲンは何十年間も体内に残る。擬似エストロゲンは、体内からそれを排除する種類のタンパク質とは結合できず、体内や乳房内で濃縮される。

●エストロゲンを代謝させて「悪いエストロゲン」へ 擬似エストロゲンにより、身体はエストロゲンの多くを「悪いエストロゲン」に変え、乳がんのリスクが増す。

食品汚染物質

私たちが口に入れるあらゆる食品が、乳がん発症のリスクを著しく上げる物質で汚染されている。私たちが食べる中で、最も汚染されているのは、食用牛肉と乳製品である。塩素系農薬、抗生物質、獣医用医薬品、成長刺激性ホルモンで、汚染されている。

豚肉は、比較的に赤身の肉なので、農薬の蓄積濃度は牛肉よりもずっと低い。とはいえ、ハムやベーコンのようなスーパーで売られている豚肉製品は、肉の中や人の体内で他の化学物質と結合してニトロソアミンを形成するような、亜硝酸塩防腐剤を含んでいる。ニトロソアミンというのは、非常に強力な発がん性化学物質である。スルファメタジンのようなサルファ剤も、甲状腺への発がん性が知られているが、豚肉を汚染していることが多い。

鶏肉からも農薬の蓄積は見つかっているが、鶏肉の脂肪分は少ないために、その濃度は牛肉よりもずっと低い。しかし、鶏に使用している低濃度の抗生物質は、超強力な耐性菌を繁殖させるだけでなく、アレルギー反応を引き起こさせて、やはり鶏肉を汚染している。

水路の汚染程度を考えると、発がん性農薬やその他の産業性汚染物質が、私たちの飲料水を汚染していることは、当然のこととして考えられる。

果物や野菜は、健康的な食事に欠かせないものだと言われているが、それさえもひどく汚染されている可能性がある。

本書で最も憂慮すべき報告がある。**ベビーフード**もまた、発がん性物質やエストロゲン様化学物質で汚染されている、というのである。

「多数の研究により、発がん性物質にさらされる時期が、より早い乳児期から始まっているほうが、がん形成のリスクはより高くなることがわかった」との指摘もある。このような情報を知っていても、食品業界では気にもかけず、傷つくだけの消費者に対して、発がん性物質でいっぱいになった食品を売り込み、そのリスクを無視し続けている。

食品パッケージ

あなたを乳がんのリスクにさらすのは、口から入れる食べ物だけではない。そのパッケージにも問題がある。電子レンジ加熱が必要な食品の、スチロールカップやトレー、また缶詰の内張りのような包装材料にも、擬似エストロゲンや発がん性物質を含むものがある。

食用色素

発がん性がある食品着色剤、特に「赤色色素No.3」はよく使われており、乳がん発症率が上昇し続けている原因の1つではないか、とさえ思われる。「赤色色素No.3」は、乳房細胞でエストロゲン受容体と結合し、細胞のDNAを錯乱させ、がん細胞に変化させる。

ごく平均的な生活を送る女性は、細胞のDNAを錯乱させるのに十分な量の、約1000～2000倍の「赤色色素No.3」を、1日で摂取しているという。

1990年、FDA（米国食品医薬品局）は、「赤色色素No.3」の、外用薬、化粧品などへの使用を中止した。しかし、食用としての使用は許可されている。

食肉と性ホルモン

食肉として処理される直前に、家畜を約10％太らせることができる成長刺激性ホルモンは、農薬や産業性汚染物質と同じくらい危険であり、小規模のオーガニック食品店のものを除けば、今や私たちが食べているほとんどすべての牛肉を汚染している。

今日、ＦＤＡでは、肥育場で飼育されている畜牛の耳の皮下にホルモンを注入していくことを規制していない。ホルモンの使用に関する条件としては、食肉になったときの残留濃度が、児童が1日に自身で生産するホルモン量の1％未満、という理論上のものがあるだけで、現実的にはよくわからない条件だ。容易に発見できるＤＥＳ（ジエチルスチルベストロール）の残留物とは違い、ホルモンの残留物は、非常に専門的な解析手段でしか検出できない。

ホルモン剤を使えば、畜牛1頭につき、最高80ドルも収益が増すわけだから、このようなことが起こり得るのである。

ＤＥＳを処方された女性の間では、乳がん発症率が増加し、その娘では膣がんの発症率が増加した。また、その息子は、生殖異常率や尿路異常率が増加した。

1982年、プエルトリコで異常発生した早期の性的発達や卵巣嚢腫は、現在、アメリカ全体で発生するようになった。白人少女の1％と黒人少女の3％が、3歳になるまでに陰毛の発達や、または乳房が隆起する兆候を示すことが明らかにされた。少女が8歳前に性成熟の兆候を示すのは異常であり、驚くべき統計結果である。

性的早熟の原因の1つは、食肉中の高濃度のエストラジオールによる汚染である可能性が高い。また、それよりは影響力が小さいながらも、擬似エストロゲン様農薬や、その他の工業用化学薬品が、この驚くべき調査結果に関与している可能性もある。

業界内部の関係者は、次のように事実を認めている。

「今日、畜牛は、これまでになく大量のホルモンを投与されている。3、4年前は、片方の耳に1回の移植を行う程度だった。しかし、現在の肥育場では、それぞれの耳に、頻繁に数多くのペレットが移植される。肥育場というのは、そこでどれだけ牛の体重が増えたかという重量により、報酬が支払われる。最短時間で、最大利益を生むことが望まれるのだ」

牛乳と成長ホルモン

1993年11月、FDA（米国食品医薬品局）は、遺伝子組み換え型ウシ成長ホルモン（rBGH）を注射した乳牛から搾乳した、牛乳の販売を許可した。このホルモン剤を使うと、牛乳の搾乳量が約10％上がる。合成ホルモンが、次のように、家畜自体や、私たちの健康に、様々な害をもたらすことはわかっている。

●牛乳内の脂肪量増加。
●牛乳に対する、ｒＢＧＨ汚染。
●乳牛が乳房感染症（乳腺炎）を引き起こし、その結果として、ホルモン処置に使われる薬剤だけでなく、抗生物質、膿汁や細菌などで牛乳が汚染される。抗生物質には、発がん性やアレルギーの原因物質があるかもしれない。人に対して、抗生物質が効かないような感染症を引き起こす可能性もある。
●強力な成長因子であるインスリン様成長因子（ＩＧＦ‐Ｉ）や、細胞の分裂と成長を調整するホルモンに汚染された牛乳が生産される。低温殺菌後、牛乳中のＩＧＦ‐Ｉ濃度はさらに上昇する。そのうえ、ＩＧＦ‐Ｉは、人の消化管内で消化されにくい。そのまま血液中に吸収されれば、異常に早い成長促進効果を生じる。

ホルモン処置を受けた乳牛の乳からできる乳製品の過剰なＩＧＦ‐Ｉは、細胞分裂を促進させたり、正常な乳房細胞の悪性化を促し、乳がんのリスクをもたらす可能性があるという。さらに、ＩＧＦ‐Ｉは、乳がんの悪性度を高めることに加担し、侵襲性や広がりの増大を助長し、がん細胞がアポトーシスで自滅しないように助けるという。

このようなことがわかれば、たくさんの牛乳を飲んでいる乳幼児や子どもたちにとって、特に危険であることが理解できるはずである。

最近、数多くの報告で指摘されているように、高濃度のＩＧＦ‐Ｉ（インスリン様成長因子）は、消化管表面の内層をかたちづくっている細胞の異常成長や異常分裂を引き起こし、結腸がんのリスクとなる。これは、末端肥大症患者に結腸がん発症率が高いことから、リスクとして確認された。末端肥大症は、下垂体腫瘍と関連のある病気で、身体が成長ホルモンを作り過ぎる病気であり、ＩＧＦ‐Ｉ濃度も高くなる。末端肥大症の女性は、乳がん発症率も高い。

さらに興味深い最近の研究がある。高齢のメスザルにＩＧＦ‐Ｉや成長ホルモンを注射した後、その血液中のＩＧＦ‐Ｉ値がそれほど増加しなかったのだが、乳房は非常に大きくなり、乳房組織が増殖したというものである。

１９９３年、ＦＤＡが、ｒＢＧＨ（遺伝子組み換え型ウシ成長ホルモン）の使用を初めて許可した時、乳製品の標示についてガイドラインは発表されたが、科学的に不備なものであったし、消費者の知る権利をもひどく無視した内容だった。そして、ある圧力によって、ｒＢＧＨを使用していない乳製品に「ホルモン不使用」と表示することが禁じられたのである。

ｒＢＧＨのメーカー、モンサント社も、「ホルモン不使用」標示を始めようとする会社があれば、どんな相手でも告訴していった。なんと、ちょうど、ＦＤＡの次官になったばかりでガイドラインを作成・発行したのが、モンサント社の元弁護士の、マイケル・テイラーだった。

今日、ヨーロッパとカナダでは、その使用が事実上禁止されていながら、ホルモンに汚染された乳製品は市場に出ており、販売されている。そして私たちは、バイオテクノロジー製品の大規模実験に参加させられているようなものだ。

自分をまもるために

食べ物に存在する乳がんのリスクから自分自身をまもるには、標準体重を維持し、発がん性のあるエストロゲン様食品を減らし、除去し、身体を保護する栄養素の摂取量を増やし、健康に良くてバランスのとれた食事をするなどの努力が必要だ。野菜食や自然食を行うことで、こうした目標は達成できるはずである。これで、乳がんのリスクは減り、それ以上の健康上の利益も受け取ることができる。

健康的な体重の維持

この章の初めでも述べたように、どの年代においても体重が重過ぎることは、更年期以降の乳がんのリスクや、心臓病、糖尿病、その他の健康問題のリスクを高める。しかし、超過体重を減らすことさえできれば、様々な病気のリスクを減らすことが可能だ。理想的な体重を維持するには、正しい食事と、適度な運動が必要である。そのヒントをいくつか紹介しよう。

●脂肪摂取量を最小限に抑える　脂肪摂取量を、1日のカロリー摂取量の20％未満にする。脂肪には、高濃度の農薬や汚染物質、ホルモンが含まれているので、食肉や乳製品に含まれる動物性脂肪をできるだけ控える。

●穀物、豆類、新鮮な果物や野菜を重要視する　これらの食物は、低脂肪であることに加えて、乳がんや、その他の病気から身体をまもる栄養素を持っている。

●1回の食事量を少量にし、食事の頻度を多くする　少量の食事を、回数を増やして食べるほうが、消化や代謝に良いことが、研究によって証明されている。

●酒量を減らす　アルコールは脂肪を燃焼させるより、むしろ体内に蓄積させるように働くので、飲酒は、体重を減らす妨げになる。

●人工合成油脂に気をつける　「食べても太らない油」という宣伝文句どおりなら、都合の良い油脂だが、実際は良いことばかりではない。オレストラのような人工合成油脂は、体が吸収する脂肪の量は減らすかもしれないが、ベータカロテンやその他のカロテノイドのような、身体を保護する脂溶性栄養素も奪ってしまう。下痢や膨満感《ぼうまんかん》のような副作用もよくある（訳注：オレストラは、「ゼロカロリー合成脂肪」とも呼ばれ、「食べても太らない」とアメリカで宣伝されている油脂）。

●すべてのダイエット薬の使用を避ける　食欲を減退させるアンフェタミンを含んだダイエット薬は、健康に悪いものだ。アンフェタミンから作られる痩せ薬は中毒になりやすいだけでなく、情動不安や頻脈、意識混濁、暴力や躁病《そうびょう》さえも引き起こすことがある。

●運動　運動は、体重を減らすには欠かせない。食事よりも重要度は大きいかもしれない。運動によってカロリーが燃焼されるばかりでなく、全般的な健康がもたらされ、代謝も改善される。よく運動する人は、ほとんど無意識に、食生活でも脂肪分と糖分は控えめに摂る傾向があり、新鮮な果物と野菜をより多く摂取することが多い。

●テレビを見る時間を減らす　運動をしない理由の1つに、テレビの見すぎがある。

●食事や生活習慣のバランスがとれるように、日々心がける　年齢に関係なく、数百万人もの女性が拒食症や過食症のような摂食障害に苦しんでいることは、ショッキングな事実である。摂食障害が、結果的には深刻な健康問題を引き起こす可能性もある。社会的な期待、自分の理想体型、自尊心、権力など、複雑な要素が摂食障害の原因になっている。肥満でないなら、体重を落としても乳がんのリスクは減らず、かえって別の健康問題を招く。

安全食のチェックリスト

- ●赤身の肉、乳製品、ラム肉、鶏肉、バターなどの動物性脂肪と、マーガリンを減らす。
- ●「よい脂肪」を食べるようにする。オリーブオイルなどは、バターやマーガリンの代わりにパンにも塗ることができる。
- ●安全な魚介類を食べる。
- ●オーガニック食材、食肉、乳製品を購入する。

●豆腐、大豆製シリアル、大豆製チーズ、豆乳のような、大豆食品を食べる。
●ブロッコリーやカリフラワーのような、アブラナ科の野菜をもっと食べる。
●スチレンやビニールで包装された肉加工食品を避け、単純に冷凍されただけの肉を選ぶ。

汚染された食べ物を避ける

食事中の有害物質や汚染物質を除いたり、量を減らすのは、難しいことだが不可能ではない。まず、脂の多い動物性食品、特に牛肉や乳製品を減らす。牛肉や乳製品には、高濃度の発がん性物質や、擬似エストロゲン、エストロゲンが含まれている。具体的に言うと、ハンバーガー、バター、アイスクリームを、いつもの食事から外すべきである。

●**より安全な肉を少量だけ食べる**　最善の選択は、オーガニック認定された牛肉や鶏肉だ。ホルモン剤や農薬が含まれないからである。また、肉を調理する前に、必ずすべての脂身と皮を取り除くようにするのも良い。

●**低脂肪や無脂肪のオーガニック乳製品を利用する**　低脂肪や無脂肪のオーガニック乳製品を食べれば、ホルモン処理された動物に繁殖した病原性微生物や、農薬、ホルモン、その他の薬品にさらされる量が減る。

●より安全な魚介類を選ぶ　魚介類は低脂肪なタンパク質源だが、発がん性物質や擬似エストロゲンを高濃度に蓄積させているものもあるので、それは食肉と同じくらいに危険である。最善策は、深海に生息する魚を選ぶことだろうか。アメリカの水域内で捕れたような魚は、避けるべきだ。ヨーロッパの魚も、特に上流の工業地域を通過した内海や河川で捕れたものは、危険かもしれない。

●できる限りオーガニックの果物と野菜を選ぶ　農家で15回以上も農薬を散布された作物と違い、オーガニック食品には農薬が含まれていない。そのうえ、鉱物性ワックス、防腐剤、防カビ剤も含まれていない。だから、変質や損傷を避けるために、すぐに冷蔵したり、注意深く扱う必要がある。

●飲料水に気を配る　自治体や地元の水道業者から、水質報告を取り寄せて調べる。水の汚染が判明したら、浄水器（最適なのは、逆浸透膜方式の浄水器）を使用する。持ち運びに便利な、携帯型浄水器もある。

●食品の包装を避ける　缶詰やビニール包装の食品は避ける。やむを得ない場合は、できるだけ早く食品を包装から出す。電子レンジを使用する際は、ガラス製の耐熱容器を利用する。

オーガニックでない食材から身をまもるために

オーガニック食材を見つけられない場合、より汚染の少ない食材を選ぶ。

●**果物** アボカド、バナナ、ナツメヤシ（デーツ）、イチジク、グァバ、レモン、タンジェリン、タンジェロ、スイカ

●**野菜** アーティチョーク、豆腐、トウモロコシ、ナス、ヒヨコ豆、さやいんげん、アオイ豆、きのこ類、白インゲン豆、オクラ、エンドウ豆（乾燥）、赤インゲン豆、ワケギ（ネギ）、スイスチャード、カブ、クレソン、ヤムイモ

健康に良い食事をする

大切な最終目的は、食事に含まれる汚染物質を減らし、乳がんやその他の病気から身体をまもることに役立つ食事をすることである。ここでは、ベジタリアン式の食事、地中海式の食事、アジア式の食事（編注：和食のことか）、という3種類の健康的な食事スタイルについて紹介しよう。

①ベジタリアン式の食事

化学汚染物質が少なく、低脂肪で、ビタミンやミネラルが豊富なベジタリアン食は、乳がんの予防食にもなる。ベジタリアンの食事をしていた女性が、そうではない女性に比べ、閉経前の乳がん発症率が50％も少ないことが確認された。

②地中海式の食事

地中海式の食事は、精白していない穀物、果物、野菜、魚介類、オリーブオイルなどが中心になっており、肉、乳製品、バターやマーガリンのような飽和脂肪が占める割合は最小限である。地中海食からわかるのは、摂取する脂肪の量に意味があるのではなく、どのような性質の脂肪を摂るかという点が、乳がんのリスクに影響を及ぼす、ということである。例えばギリシャの女性は、1日の摂取カロリーの40％をオリーブオイルで摂り、同じ割合の脂肪を主に動物性脂肪で摂取しているアメリカ人の女性に比べて、乳がんの発症率はずっと低い。

③アジア式の食事

アジアの伝統的な食事は、低脂肪で、概して菜食である。多くの植物性エストロゲンを含んでおり、乳がんに対する予防効果が高い。また、マイタケやシイタケ、緑茶その他の伝統的なアジア料理も乳がんに対する予防効果がある。

身体を保護する栄養素を摂り入れる

いま挙げた3種類の食事に共通しているような栄養素や、典型的なアメリカ料理にも含まれている栄養素の中には、特別な健康効果をもたらしてくれるものがある。可能な限り、こうした栄養を日常の食事に摂り入れるとよい。

①植物性エストロゲン

植物性エストロゲンは植物に含まれ、私たちの体に入ると、腸内細菌がエストロゲンを生産する際の原料になる。植物性エストロゲンは、「良いエストロゲン」が作られるのを後押しし、「悪いエストロゲン」を乳房細胞の受容体から取り外す（次頁の表を参照）。

植物性エストロゲンが最も豊富に含まれる食材は大豆で、イソフラボンという特別な植物性エストロゲンを含んでいる。低脂肪食で大豆食品をたっぷり摂取していた日本人女性の尿中植

乳房をまもる植物性化学物質

植物性化学物質	どう働くか	含有食物
アルギン	金属に結合。血中の、免疫系を刺激する複合糖鎖に関連があるらしい	昆布
バイオフラボノイド	強力な抗酸化物質。発がん性化学物質を抑制。やはり抗酸化物質であるビタミンCと同時に存在することが多い	新鮮な果物、野菜、緑の葉物野菜、濃い色の食材（カボチャ、ブルーベリーなど）
カロテノイド（ベータカロテン、ルテイン、ゼアキサンチン）	抗がん効果	あんず（乾燥も含む）、にんじん、キャベツ、ケール、ほうれん草、さつまいも、トマト、カボチャ、スイカ
繊維	エストロゲンと化学的毒素を消化管から除去し、体内への吸収を予防	オーガニックの全粒穀物、果物、野菜
フラボノイド	エストロゲン様作用も含め、発がん性化学物質を抑制（フラボノイドの一種であるイソフラボン同様に）	濃い色の野菜、ブルーベリー、ハックルベリー、オレンジ、レモン、いちご、青ピーマン、赤ピーマン、ブロッコリー
インドール3-カルビノール	良いエストロゲンの生産を刺激し、悪いエストロゲンを減らす	ブロッコリーなどのアブラナ科の植物、キャベツ、カリフラワー
植物性エストロゲン	良いエストロゲンの生産量をより多くし、毒性の高いエストロゲンと置きかえる	大豆食品（158頁の表を参照）
セレニウム	ウィルスを含めた発がん性化学物質を抑制	ビール酵母、にんにく、オーガニックの全粒穀物、安全な魚介類（マグロ、貝）、セレニウムとにんにくが一緒になったサプリメントは相乗的に働く
含硫アミノ酸	発がん性化学物質を抑制	にんにく
スルフォラファン	発がん性化学物質を抑制	チンゲン菜、ブロッコリー、カリフラワー
ビタミンC	発がん性化学物質を抑制、免疫機能を高める	ブロッコリー、カリフラワー、かんきつ類、とうがらし
トコフェロール	動脈壁にコレステロールが蓄積するのを抑制し、フリーラジカルの害を予防。細胞膜を安定させ、保護する	植物油、アーモンド、大豆、ひまわりの種、小麦胚芽、小麦胚芽油

物性エストロゲン濃度は、アメリカやフィンランドの女性に比べて、最高1000倍あった。

ゲニスティンというイソフラボノイド植物性エストロゲンは、大豆食品の中に豊富に含まれており、これがベータ・エストロゲン受容体に強く結合することによって、エストラジオールと対抗することが最近証明された。これは、更年期障害を防ぐのに有効なだけでなく、乳がん予防にも大いに役に立つかもしれない（次頁の表を参照）。

可能な限り、オーガニックの大豆食品、特に植物性タンパク質を含むものを購入し、1日に約8～10オンス（約220～280g）の大豆食品を摂取すると良い。

②フラボノイド

フラボノイドはたいていの場合、ビタミンCとともに果物や野菜の中に存在しており、植物性エストロゲンの一種でもある。抗酸化物質として働き、体内でのビタミンCの働きを最大限にすることで、女性を乳がんから保護すると考えられる。ビタミンCを多量に摂取していた女性の乳がん死亡率が低かったことがわかった。

「もし、北米の更年期以降の女性たちが、少なくとも1日に400㎎のビタミンCを摂取すれば、女性たちの（乳がん）リスクは16％減少するであろう」という意見もある。

大豆食品に含まれるイソフラボン量の比較

食　品	量	イソフラボン量(mg)	カロリー	脂肪(g)
小堅果入り朝食用シリアル	カップ1/2杯	122	140	1.5
牛肉に似た大豆プロテイン顆粒	乾燥でカップ1/4杯	62	70	1
ロースト大豆	カップ1/4杯	60	195	9.5
テンペ	カップ1/2杯	35	165	6
低脂肪豆腐	カップ1/2杯	35	45～75	1.5～2.5
通常の豆腐	カップ1/2杯	35	105～120	5.5～6.5
高たんぱく飲料パウダー	スプーン2杯	35	100～130	1～1.5
通常の豆乳	カップ1杯	30	130～150	4
低脂肪豆乳	カップ1杯	20	90～120	2
ロースト大豆バター	大さじ1杯	17	170	11

（マッコードH.、A.イーカル／プリベンション・ガイド：ニュー・ハーバル・レメディーズ・アンド・アザー・ナチュラル・ヘルス・ブースター、1997年より）

ビタミンCとフラボノイドが豊富に含まれる食品は、ブロッコリー、ピーマン、赤ピーマン、グァバ、オレンジ、いちご、グレープフルーツ、その他のかんきつ類、などである。

③食物繊維

食物繊維は、精白されていない穀物、果物、野菜の中に含まれる炭水化物の一種である。繊維質食物とも呼ばれ、消化酵素で分解されないので、血液中には吸収されない。栄養素はないが、消化を助け、消化管をきれいに保持する。

食物繊維はまた、エストロゲン量を3つの方向から下げることに役立つ。第1に、消化管の中でエストロゲンと結合し、エストロゲンが血液中に吸収されることを防ぐ。第2に、エストロゲン結合タンパク質の量を増やし、エストロゲンの除去を促す。第3に、エストロゲンを生産（合成）する、コレステロールの働きを抑える。

食物繊維の効果を得るには、1日に20～45gの食物繊維を摂取するべきだろう。

食物繊維が豊富な食べ物には、玄米、全粒小麦パン、オートミールなどの精白していない穀類のほか、アンズ、梨、イチジクなどの果物、グリーンピース、ブロッコリーや人参などの野菜、インゲン豆などの豆類がある。

④オリーブオイル

オリーブオイルは、一価不飽和脂肪酸に富んでおり、がん発症率を促進させる影響はほとんどない。また、コレステロール値に良い影響を与え、「善玉コレステロール」の値を上げ、「悪玉」の値を下げる。

溶剤を使わずに搾り出した、エキストラバージンのオイルを使うのが良い。また、発がん性物質やエストロゲン様汚染物質が溶け込んでいるのを避けるため、ガラスの容器に入った商品を選ぶこと。オリーブオイルにある、ある種の予防効果は、高熱で調理（揚げ物料理など）すると失われる可能性があるため、できるだけ生の状態で摂るのが良い。

⑤海草

海草には、乳がんに対して予防効果がある種類のものがあるらしく、海草をたくさん食べる習慣がある国では、乳がんの発症率が比較的低い。例えば、コンブにはアルギンという物質が豊富に含まれており、重金属や毒性物質と結びつくことで、細胞に悪い影響が及ぶのを防ぐ。コンブは、海草の中でも最も予防効果があるものだが、ノリやワカメも同様と考えられる。

⑥にんにく

近年、マスコミにより、にんにくには数えきれないほどの健康効果があることが知られるようになった。硫黄《いおう》の豊富なアミノ酸をたくさん含んでおり、マウスの実験でも、にんにくが乳房腫瘍を減らすと証明されている。

⑦アブラナ科の野菜

アブラナ科の野菜は、抗がん作用があるという2種類の化学物質、インドール-3-カルビノール（I-C）と、スルフォラファンを含むことで知られている。これらの物質は、細胞を発がん性物質から保護しながら、安全なエストロゲン値を上昇させる。500mgのインドール‐3‐カルビノールを摂取した女性は、わずか1週間のうちに、「良いエストロゲン」が増えたことがわかっている。

ブロッコリー、キャベツ、カリフラワー、芽キャベツ、からし菜、カブ、クレソン、チンゲン菜などは、抗がん食品と言える。インドール‐3‐カルビノールは、熱で破壊されるので、生や、わずかな加熱調理で食べるのが良い。

⑧カロテノイド

カロテノイドは、濃いオレンジや黄色の野菜と果物に含まれる化学物質で、乳がんや、その他のがんを予防をすると考えられている。数種類の異なるカロテノイドを含んだ自然食品を食べることが、がんのリスクを下げると考える研究者も多い。

カロテノイドが豊富な食べ物には、にんじん、カボチャ、サツマイモ、ブロッコリー、エンドウ豆、キャベツ、あんず、サクランボ、パパイヤなどがある。色が濃いほど、カロテノイドの総量が多い。

⑨トコフェロール

トコフェロールの中で、最もよく知られるのがビタミンEで、乳腺細胞の細胞膜を「活性酸素」と呼ばれる不安定な分子から保護し、これによって乳がんリスクを下げるのに役立つ。活性酸素は、多価不飽和脂肪酸を多く含む食品の摂取が原因で発生する。

ビタミンEと乳がん発症のリスクとには、非常に興味深い関係があることが報告されている。研究者たちは、有害な水酸基活性酸素の生産を促す物質である過酸化水素を破壊する、カタラーゼ酵素を身体が作り出していることを見つけた。しかし、残念ながら何百万人もの人々が、遺伝的に機能不全か悪い食生活のために、十分なカタラーゼを作ることができない。

強力な乳がん発生物質、ニトロソメチル尿素を注射したラットに、ビタミンEを多量投与したところ、乳がんの予防に大変有効であることが判明した。この予防効果を確信するにはまだ研究が必要だが、今からでもビタミンEを摂取することは可能だ。より多くの穀物、木の実、大豆、植物性油脂、サプリメントにより、ビタミンEの摂取量を増やすことを勧める。

⑩セレニウム

セレニウムは、硫黄と物理的な性質がとても似ており、体内に存在する、微量で必須のミネラルである。天然の抗酸化物質でもあり、活性酸素から身体を保護する。セレニウムは、ビタミンEと密接な関係があり、抗体の生成、水銀のような有毒物質への結合、正常な身体の成長と受胎能力の促進などに関与している。

セレニウムが豊富な食べ物には、穀物、ビール酵母、内臓肉、魚介類、シリアル、ブロッコリー、キャベツ、ニンニク、玉ねぎ、大根、などがある。穀物からセレニウムを摂取するなら、オーガニックの穀物を選ぶのが良い。

第10章 ライフスタイルにも危険が

ライフスタイルを構成するもの、例えば、タバコ、お酒、運動、化粧などは、乳がんのリスクに影響を与える。喫煙、飲酒、髪染め、運動習慣、ストレス対処法、思考の方法……。これらの決定や選択が、乳がんのリスクを左右する。

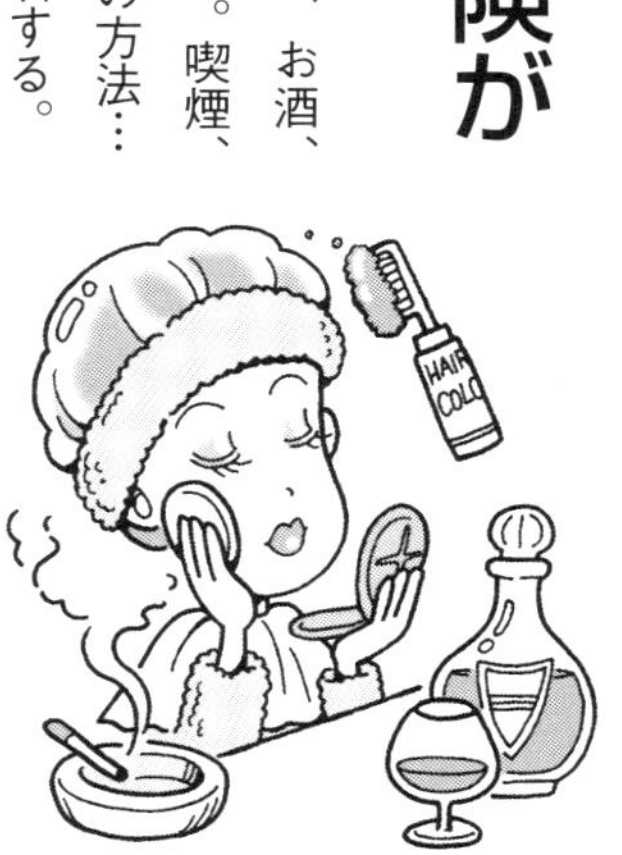

乳がんのリスクに直接影響を与える数々の選択肢を選ぶのは、あなた自身である。私たちが本書で最も力を注ぎ、読者に伝えたいことは、これだ。この章では、あなたが選択するライフスタイルが、乳がんのリスクに決定的な影響を及ぼすことがわかると思う。

タバコと乳がん

喫煙は、最も簡単に防ぐことができる、早死にと病気の原因因子だ。アメリカでは毎年6人に1人が、タバコが原因で死亡している。アルコールの乱用、自動車事故、殺人や自殺を合わせたすべての数よりも、多くのアメリカ人を殺しているという。

心臓病による年間死亡者数1500万人のうち、30％に喫煙習慣がある。また、喫煙者が、非喫煙者に比べて肺がんを発症するリスクは、約10倍に昇ると報告されている。

さて、喫煙が乳がんに及ぼす影響は、あまり知られていない。しかし、タバコの煙には多くの発がん性物質が含まれており、乳がんと他の臓器のがんを引き起こしている。

タバコは、一般的な消耗品の中でも、乳がんの原因になる放射性物質を最も多く発生させる。喫煙者だけでなく、副流煙を吸う間接喫煙者の肺の中に、有毒な放射性鉛とポロニウムを送り込むのである。

憂慮すべきことに、思春期から、タバコを多く吸ってきた人が、最も乳がんの発症リスクが高くなっている。若い喫煙者は、生涯における乳がん発生のリスクが30％、中でもヘビースモーカーの若者においては80％もリスクが高くなっていることが明らかだ。

しかし、このような害を受けやすい若者たちは、マスコミや医師から発信される警告情報を無視しがちである。

また、タバコによるリスクは、自分だけのものではない。他人が吸っているタバコから流れてくる煙を吸う間接喫煙者には、フィルターがなく、喫煙者が直接吸う煙よりも150倍も高い濃度の発がん性物質を、煙と一緒に吸い込むことがわかっている。現実には、周囲の空気が、この発がん性物質の濃度を薄めるとはいえ、間接喫煙者、特に幼児や子どもにおいては、重大なリスクにさらされることは言うまでもない。

飲酒と乳がん

適度に飲酒を楽しむことは、社会的にも、個人的にも、重要で楽しいことになっている。多くの文化に、夕食時にアルコールを1、2杯飲むという習慣も見られる。

適度である限り、アルコールには健康上多くの利益がある。(例外は、エストロゲン補充療法中の女性だ。たった1杯の飲酒でも、乳がんになるリスクを高める)

アルコール摂取でいちばんよく知られる利益は、心臓血管系への効能だ。アルコール摂取はリポタンパク質(HDL=善玉コレステロール)の値を改善させ、心臓病の引き金になる血管上の脂質プラーク形成を予防することがわかっている。また、血小板の凝集や凝血を減らし、心血管系を保護するという。

軽いアルコール摂取なら、エストロゲン値を上げ、心臓をまもり、閉経後の女性に特別な利益がある。ただ、エストロゲン値を上昇させるといっても、エストロゲン補充療法と飲酒とが重なった時には、受け入れ難いほど、乳がんリスクを高める。グラス半分のワインを飲酒するだけで、体の中に循環するエストロゲン値は2倍近くにもなるからだ。

思春期から、あるいは成人して間もないうちに大量に飲酒を始めた女性と、閉経後にエストロゲン補充療法を始めた女性は、よりリスクが高くなる。

30歳未満で飲酒を始めた女性は、その後に始めた人よりも、リスクが約2倍になるという。25歳未満で飲酒を始めた女性は、その後に始めた人よりも、リスクが80%高まるという報告もある。低年齢からアルコール摂取量が多い西ヨーロッパ諸国の研究でも、アルコールと乳がんを結びつけるような調査結果がよく出されている。

早期からの飲酒は、乳がんのリスクを高め、タバコやエストロゲン補充療法が伴うと、もっと危険である。タバコやエストロゲン補充療法は、それだけでも乳がんのリスク要因だが、アルコールと一緒になると、確実にがんの原因となる。

さて、心臓血管系には、むしろ健康的な影響を与え、楽しく文化的で、個人の楽しみにもなる飲酒が、どのようにして健康な乳腺細胞を、がん化させるのだろうか。

飲酒は総エストロゲン量を増やす

アルコールは、肝臓に影響を与えて、エストロゲンを「良いエストロゲン」から「悪いエストロゲン」に変えることがわかった。これと同様のリスクは、エストロゲン補充療法中の女性においては、さらに深刻で、アルコールはエストロゲン値を劇的に増加させる。

飲酒はメラトニンの放出を抑制する

アルコール依存症に関する動物実験で、アルコールがメラトニンというホルモンの分泌を抑制することがわかっている。メラトニンは、脳内の内分泌器官から夜間に放出されるホルモンで、量が正常であれば、乳がん細胞の増殖を防ぐという。つまり、飲酒によってホルモンの放出量が減れば、乳がんのリスクが高まることを意味する。

飲酒は免疫系を弱める

長期にわたる大量飲酒は、免疫機能に壊滅的な影響を与え、早くに乳がんやその他のがんを発症させ、進行させる。高濃度のアルコールを与えられた実験用齧歯類では、免疫細胞の鍵となるナチュラルキラー（ＮＫ）細胞が不活発になることが確認されている。ＮＫ細胞は、身体内を循環するウイルスや腫瘍細胞を検知し、破壊する細胞である。

「通常の、社交の場での飲酒程度なら、そこまでの影響はないだろう。……ただ、身体内に腫瘍細胞があるとしたら、飲酒は、非常に危険だということだ」（１９９６年『ユナイテッド・プレス・インターナショナル』）

飲酒は酵素に影響する

アルコールは、酵素（シトクロムＰ４５０）が作られるように刺激を与え、これによって「悪いエストロゲン」が増えたり、その他の発がん性物質の影響が強くなったりする。

毛髪染料のリスク

古代エジプト時代、女性たちは植物由来の天然素材である、ヘナで髪を染めていた。古代ローマ人は、くしを酢とくるみの染色液に浸して髪を染めていた。エリザベス女王時代の英国では、カリミョウバンとルバーブの調合液で髪を染めていた。フランス革命の頃には、髪染めの定着剤として、でんぷんが毎年2400万ポンド売れていた。

19世紀、科学者は、コールタールから永久的な染料を作り出した。これが、今日の石油原料でできた合成染料の原型である。最近では、5000万人以上の女性が、毎月か、2ヶ月に一度髪を染めており、それを数十年間続けているということもある。

リスクの証拠

永久的、半永久的な染料は、ジアミノトルエン、ジアミノアニソール、人工染料のフェニレンジアミン染料、洗剤や溶剤に含まれる汚染物質のジオキサン、エタノールアミン洗剤と亜硝酸保存料や汚染物質との間に生じたニトロサミン、ホルムアルデヒドを放出する保存料など、広範囲な発がん性の原料や不純物を含んでいる。

一時的な染料とリンスには、発がん性の金属と石油化学製品が含まれ、特にホルムアルデヒドを放出する保存料やニトロサミン先駆物質を含む。

要するに、永久的および半永久的な染料は大変ひどいものだ。これら有毒製品の、乳がんや他のがんに対する潜在的なリスクは、十分に裏づけられているといってもよい。同時に、化粧品業界では、こうした事実を無視し、適当にごまかしながら製造と販売を続けている。

残念な歴史

今日までに、ジアミントルエンとジアミノアニソールは、髪染め用染料から除外された。しかし、他のフェニレン染料に関しては現在何の規制もない。

最近の研究で、パラ‐フェニレンジアミン（永久的、半永久的な髪染め染料にはほとんど使われている）が、乳がんを引き起こすことがわかった。しかしその後は、発がん性試験が行われていない。

数え切れないほど多くの女性たちが、毛髪染料を使っているが、人を対象とした臨床実験で、がんに対するリスクを調べたことはほとんどない。

しかし、1970年代後半に行われた5つの疫学的研究で、永久的、半永久的な染料と、乳がんとの関連性が見出されている。これらの研究から、染料を使い始めた年齢と、使用していた期間の長さが、リスクの大きさに影響を与えることがわかった。例えば、40歳から髪を染め始めた人は、30歳から始めた人に比べて、乳がんのリスクは3分の1以下だった。20代から使い始めた人は、逆に、2倍にリスクが増えた。

また、染料の色合いが濃いほど、乳がんのリスクが高まることがわかった。更に、ジアミントルエンや、ジアミノアニソールは、1970年代に染料から除外されたものの、過去に使用経験があれば、今日の乳がんの原因にもなることを忘れてはならない。

髪染めの潜在的な乳がんリスクを軽視しているACSとFDAは、非ホジキンリンパ腫（黒髪に染めていたジャクリーン・オナシスの死因）や、多発性骨髄腫などの、過去にはめずらしかった種類のがん発症率が4倍にも増加していることを報告している。

運動不足と乳がん

アメリカは、運動不足による肥満国家になりつつある。しかし、私たちの社会が機械化され、科学技術にひきずられていく限り、どうしても体を動かさない結果になってしまう。

会社では、何時間コンピューターの前に座っているかで、その社員の生産性を評価する。休暇中も、スポーツをするよりビデオを観たりゲームをすることが多くなっている。その日、いちばん長く歩く距離は、エレベーターの1階から駐車場までかもしれない。

まだ知る人は少ないかもしれないが、運動は、乳がんの予防にも効果的である。

更年期以降に運動をしていない人は、運動をしている人よりも、乳がんのリスクが70％も高い。また、乳がんによる死亡率は、運動量が少ない人において顕著に増加している。さらに、活動的な仕事をする女性は、座って仕事をする女性よりも、乳がんになる可能性が低い。

運動不足は、いろいろな点で、乳がんのリスクを高める。女性が活発でいなければ、体はエストロゲンをより多く生産することになり、「エストロゲンの窓」を開放する。運動不足の少女は、初潮が早く、閉経が遅くなる傾向にある。運動不足はまた、「良いエストロゲン」よりも「悪いエストロゲン」を作るきっかけにもなる。運動不足は、高カロリー、高脂肪、高動物性、高乳製品食品の摂取が伴う傾向にあり、リスクをさらに増やすことになる。

このような運動不足からくる乳がんのリスクを防ぐのは、実に簡単だ。生活に運動を取り入れ、「エストロゲンの窓」を閉じればよい。

運動不足がどのようにリスクを高めるか

生殖関連の影響

- 早い初潮
- 遅い閉経

エストロゲンへの影響

- 総エストロゲン量の上昇
- 良いエストロゲン」の低下
- エストロゲン結合タンパク質の低下

食生活への関与

- 肉や乳製品の消費量増加が伴いやすい
- カロリー摂取量が増加しやすい
- 体脂肪率が増加しやすい

運動の予防効果

若いうちからトレーニングを始め、活発なライフスタイルを続けた女性は、閉経前も閉経後も、不活発な女性に比べてがんになる可能性がきわめて低いということだ。不活発な女性が乳がんにかかる確率はその2倍高く、女性特有のがんの40％を占める、子宮、卵巣、子宮頸部、膣がんになるリスクもより高かった。

1週間に4時間以上の運動を続けた人は、それが思春期以降の開始だった場合でも、乳がんのリスクが最大60％まで減ったという。

あまり動かないラットは、活発に運動をしているラットに比べ、5倍も多く乳がんを発症させた。これは、自分の健康をコントロールしたいと思っている女性にとって、素晴らしいニュースである。何歳のどんな人でも、適度な運動を始めることで、乳がんのリスクを減らし、全体的な健康レベルを上げることができるからだ。

運動がなぜリスクを減らすのか

生殖活動への影響

- 遅い初潮
- 月経回数の低減
- 早い閉経

エストロゲンへの影響

- 総エストロゲン量の減少
- 「良いエストロゲン」の増加
- エストロゲン結合タンパク質の増加

食事への影響

- 菜食が増える
- カロリー摂取量の低下と、カロリー消費量の増加

●体脂肪と肥満の減少

医療への影響

●エストロゲン補充療法の必要性が減る

運動がなぜ予防になるのか

動かない状態は、「エストロゲンの窓」を開け、より長期にわたってエストロゲンを作るよう、女性の身体に働きかける。だから、運動をすれば、「窓」を閉めることになるわけだ。運動は、より若いうちから始めると、初潮を遅らせることができ、生涯トータルでの月経回数を減らし、早い閉経をもたらす。そして、乳がんのリスクを減少させるのである。

①生殖活動への影響

運動は体脂肪を減らし、月経と排卵を抑制するほうに働く。初潮がより遅いのは、体重や体脂肪率の少ない細身の女子に多い。

運動は、子ども時代に運動したことで初潮が遅かった女性が成人し、出産後の授乳期に至るまで、影響力を持つ。こうした女性は、妊娠後の月経休止期間が長い傾向にあるからだ。一方、初潮が早かった女性は、妊娠後の月経開始が、授乳していたとしても、より早くなるようだ。

②エストロゲンへの影響

身体的に活発な女性は、どの年代でも、体脂肪とエストロゲン値が低めである。適度な運動習慣は、より遅い初潮と、排卵頻度の低さをもたらすほか、エストロゲンの質を「悪い」ものから「良い」ほうへ変えてくれる。また、定期的な運動は、乳腺細胞からエストロゲンをかわすエストロゲン結合タンパク質の生産量を増やす。

③食事への影響

活動的な女性は、自然と、牛肉や乳製品の消費量が少なくなっているようだ。

低年齢でスポーツを始めたアスリートの食事は、低脂肪で低カロリーである。スポーツのある生活は、食事を良質に変えるようだ。飽和脂肪が含まれた食事を好まない傾向がある。

こうした食事は、エストロゲンの総量を少なくさせ、「良いエストロゲン」のバランスを適切に保つことに影響する。

心身のつながり

ストレス、心配、憂うつ、絶望の感情は、がんやその他の病気の原因になることが、紀元200年頃から信じられており、ギリシャの医者ガレンなどは、憂うつな女性は幸せな女性よりも、がんに悩まされやすいと考えていたという。

しかし、現代の西洋医学では、精神と肉体を人為的に分けてしまっている。最近になってからようやく、科学者たちは以前のように両者の関連性を調べるようになった。その結果、私たちの免疫系は、非常に強く感情に影響されることがわかった。複数の研究で、絶望や無抵抗、攻撃性や、うつが、がんになりやすい体質をつくることが示されている。

ストレスと乳がん

受身で、感情的に抑圧された乳がん患者は、前向きで自己コントロールができる患者よりも、予後が悪いことがわかった。乳がんのリスクは、5年前までさかのぼって思い起こしたときに、非常にストレスのかかる大きなできごとがあった女性には、4倍にも上昇するという。

乳がんばかりでなく、どんな人も、その生活からストレスを取り除くことで、健康や健康感を今よりもずっと改善することができるのは事実だろう。

自分をまもるために

禁煙をする

喫煙は、最も有害な習慣である。喫煙によって、あなたとあなたの周囲にいる人たちの肺は、4000種類にものぼる有毒な発がん性物質にさらされる。「それならやめる」と、言うのは簡単だが、実行するのは難しい。近所の「禁煙プログラム」を行っている組織を訪ねてみるのも一案だろう。この最も重要な一歩を踏み出せば、それであなたは救われるかもしれない。

飲酒を避ける

飲酒は、乳がんやその他のがんを発症するリスクを増やす。同時に、アルコールには、特に心臓に対しての利益がある。

もし、家族の病歴から考えて心臓病のリスクが高いなら、またコレステロール値が高いなら、適度な飲酒は効果的と考えられる。しかし、家族病歴で乳がんリスクが高い場合、また、長期にわたって経口避妊薬を使用したり、エストロゲン補充療法を行っていたり、初潮が早く、閉経が遅い、長い喫煙歴があるなら、飲酒は避けるべきだ。

とにかく、年齢や個人的なリスク要因を考え、バランスをとることが必要だ。

髪染めを避ける

黒、または濃い色の、永久的、半永久的な髪染め製品には、発がん性物質が含まれているので、絶対に避けるべきだ。薄い色や、「すべて天然原料」と表示されたものは、まだ良いだろう。製品の安全性を判断するのは難しいことではない。アメリカなら、ラベルに書かれた原材料を読むだけでわかる。もし、「フェニレンジアミン」がどのような形体でも記載されていれば、それは、乳がんやその他のがんのリスクとなる。次のような免責事項が商品パッケージに記載されていたなら、その染料の使用は避けたほうがよい。

「注意：この製品は、個人によっては皮膚にかぶれを起こす可能性があります。使用前に、添付の説明どおりに、使用前テストを行ってください」

①安全な使用方法に従う

もしあなたが、永久的、半永久的な濃い色の染料を使用するなら、少なくとも50歳まで待ち、できるだけ明るい色を選ぶことだ。使用する際は、次のような安全な使用方法に従うべきだ。

- 必ず手袋を使う。
- 必要な時間より長く、染料を頭皮に放置しない。
- 染料を頭皮にこすりつけない。
- 顔面や皮膚に染料がついたら、すぐに洗い流す。
- 染めた後、すぐに大量の水で完全に頭皮を洗う。
- 可能なら、全体をすっかり染めるのではなく、部分染めや、ハイライト程度にする。

②より安全な代替品

より安全な染料とは、ヘナのことで、エジプト原生の植物由来の製品で、何千年もの間、半永久的な染料として使われてきた。ブランドによっては、完全に白髪を隠すヘナもあり、自然に、白髪になる前の髪の色を復活させる。

最近は、ヘナ以外にも植物由来の半永久的髪染め染料がある。

安全で健康的な化粧品、ケア製品を購入する

発がん性合成化学物質を含まない化粧品、フェイスケア、スキンケア製品は、自然食品店などで見つけることができる。また、店頭ではなく、ディストリビューターのネットワークによって商品を販売するメーカーもある。例えば、ニューウェイズ・インターナショナル、オーブリー・オーガニクス、ドクター・ハウシュカ、エコベラ、ポールペンダース、などがある。（訳注：この5社の製品は、日本でも、自然食品店やインターネット、ディストリビューターの直接販売によって、入手可能）

適度な運動を日常生活に取り入れる

専門家の間で一致しているのは、毎日最低30分の適度な運動が、どの年代においても健康を保つのには必要ということだ。このささやかな目標を達成させるには、歩いたり、自転車に乗ることでもよく、庭の周りを散歩するのでもよい。

1日わずか10分歩くか、エレベーターの代わりに階段を上るだけで、総合的に健康状態を改善でき、乳がんのリスクも減らせる。

また、現在活動的で定期的に運動していても、やせすぎで、体脂肪が少なすぎる場合は注意

が必要だ。体脂肪が22％以下の女性は、運動強度を低くしたり、カロリーや脂肪摂取量を増やして、体重をある程度増やすことを考える必要があるかもしれない。

娘には、早い時期から運動させる

ほとんどの女性は（そして男性も）、生活習慣の一部として運動を取り入れることができるはずだ。自分自身の健康目標を達成することに役立つだけでなく、その姿は、娘や息子たちにも良い手本となる。特に、現在運動不足の若い女性たちが、外に出て動くことは極めて重要なことと言える！

もし、家族に若い娘がいるなら、地域のスポーツサークルなどを利用して、クロスカントリー、陸上、水泳、体操、バレー、サッカー、武道、バスケットボール、などのスポーツをさせるのがよいだろう。女の子が競技スポーツを始めるのにいちばんよい年齢は9歳くらいで、プレッシャーを与えず、協力的で楽しい雰囲気の中で始めさせるのが大切である。このような運動習慣を持てば、拒食症や過食症などの自己破壊的な行動を避けることができるだろう。

もし、若いうちに、子ども自身が活動的であることを楽しめれば、その子は生涯において、健康的な暮らしを送るようになるだろう。

ストレスを認識し、対処方法を学ぶ

心身のつながりに決まった方程式は存在しない。例えば、生まれつき活動的で感情的な人なら、だまっていても乳がんのリスクを減少させられる、というような決まりはないのである。

しかし、ストレスにどう向き合い、どう対処していくかを学ぶことで、免疫系を保護することは可能だ。ストレスを認識したり、取り除くために、訓練をうけた専門家に導いてもらうと、とても助けになる。リラクゼーション療法、催眠法、バイオフィードバック、個人・グループカウンセリング、といった方法がある。

健康と幸せのために自分をコントロールする

ライフスタイルが、乳がんのリスクに影響を与えることは確実である。

更年期前の女性で、多量の飲酒をし、食事に野菜や果物が少なければ、リスクは非常に高くなる。更年期以降の女性は、不活発であることや、肥満が、最も高いリスクに結びつく。

この本をひととおり読めば、健康に役立つ自己管理方法を知ることができ、努力することもできる。情報を多く吸収するほど、たくさんの解決策を得ることができる。リスクを減らそうと努力すれば、努力しただけ健康になれるだろう。

第11章

暮らしの中の危険

廃棄物処理場、化学製品工場、高圧送電線、原子力発電所の近くに住んでいることや、キッチン洗剤、殺虫剤、電気毛布、コンピューターも乳がんになるリスクが高まる。

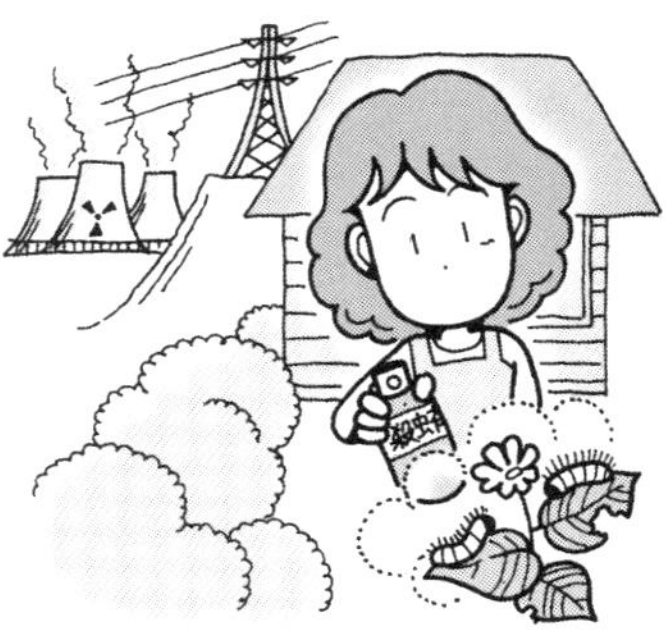

「全人類は、受胎した瞬間から死を迎えるまで、危険な化学物質にさらされている。……私たちは、発がん性物質の海に暮らしている」

レイチェル・カーソンは『沈黙の春』の中で、すべての生態系に対する危険物質のリスクを警告している。それから約半世紀以上たった現在も、同じ危険はまだ存在している。

身近にある危険

ロンダ・シルベスターは、デトロイト西にある塗装工場近くに、30年間住んでいた。

「まだあの臭いを忘れることはできない。間違いなく、今でもあの臭いを覚えている」

ロンダは、37歳のときに乳がんで亡くなる直前に、雑誌記者にそう話していた。

複数の研究で、化学工場、有害な廃棄物処理場、原子力施設などの近くに住むと、乳がんのリスクが直接増大することがわかっている。

環境、つまり、私たちが吸う空気、飲む水、食べ物が育つ土壌（食べ物も）は、私たちのがんのリスクに影響を与えるということである。

家の中にある危険

私たちは、外にある危険な世界から比べれば、家の中は安全と考えがちだ。しかし、台所や浴室を磨くクレンザー、芝生に使う農薬、料理や暖房で発生するガス、家庭用電化製品から放出される電磁場なども、私たちの健康にリスクを加えている。

発がん性化学物質

屋内の空気汚染は、健康に最大のリスクを与えるものと言ってもよい。米国環境保護庁の専門家ランス・ウォレスが、5年間にわたって6都市600世帯を調査したところ、20種類にも及ぶ有毒物質や発がん性化学物質の最大濃度は、屋外より屋内のほうが、最高500倍も高いことがわかった。大きくわけて4種類の屋内汚染物質が、乳がんの原因にかかわっていることが示唆された。家庭用品、農薬・殺虫剤、調理や暖房器具のガス、汚染された衣類、である。

①家庭用品

多くの家庭用品に使われている化学薬品は非常に不安定で、容易に蒸散し、肺の奥まで吸い込まれる。特に、噴霧式スプレー缶塗料と、塗料除去剤は、ネズミの実験で、乳房やその他の器官にがんを発生させた、メチレンクロライドを含んでいる。

②農薬・殺虫剤

芝の手入れをすることは、乳がんのリスクを高めることだと考える必要があるかもしれない。一般的に芝生には、莫大な量の農薬が使われている。そして、有毒である可能性が高い。そして、家の中の空気は屋外よりも、もっと農薬で汚染されている可能性がある。最低でも5種類の農薬が、屋外よりも屋内で、濃度が10倍高いことがわかった。

このほかに、乳がんリスクを高める屋内用殺虫剤といえば、ジクロルボス（DDVP）である。ジクロルボスは、世界中の工具店や薬局など、あらゆる場所でこれは入手できる。シャワーを浴びたり、皿洗いをしたり、トイレで水を流すことさえ、発がん性物質にさらされるきっかけをつくっている。

汚染された水で15分間シャワーを浴びると、汚染された水をコップで8杯飲むのと同じくらい汚染物質を体内に入れることになるという。

③調理や暖房器具のガス

灯油暖房とガスバーナーは、実験動物に乳がんやその他のがんを誘発する、1、8‐ジニトロピレン、2‐ニトロフルオレン、ベンゾピレンなど、汚染物質を放出する。天然ガスによる調理や暖房器具は、ベンゼンを放出する。

④汚染された仕事着

工場で働く多くの人たちは、職場で発がん性化学物質にさらされているが、仕事着、皮膚、髪、通勤の車などを通して、不注意に汚染物質を持ち帰っている。この人たちが帰宅した家で暮らす他の家族も、慢性的に発がん性汚染物質にさらされているわけだ。

こうした汚染物質には、発がん性を示すことがわかっているアスベスト、ＰＶＣ（ポリ塩化ビニル）、トクサフェン、キーポーン、ジエチルスチルベストロール、鉛、カドミウム、ゼラノール、アトラジン、ベンゾピレンも含まれる。

汚染リスクが高い職業と、それによって家へ持ち帰りがちな発がん性物質には、電気製品やプラスチック製品の製造業（アスベスト）、農業と害虫駆除（アトラジンと他の発がん性およびエストロゲン農薬）、放射線関連作業や原子力発電所従業員（放射能汚染）などがある。

電磁場

高圧送電線や通信放送局などの近くに住むだけでなく、ヘアドライヤー、電気毛布、テレビなど、家庭電化製品を通しても、私たちは電磁波にさらされている。

電磁場によるリスクは、その源泉からの距離と、さらされている時間で変わってくる。例えば、家から約60～90メートルしか離れていない場所に送電線があったとしても、家庭内にある家庭用電化製品による電磁場リスクのほうが大きい。

ＣＤプレイヤーで音楽を聞く。家の中にあるオーブンやトースター、冷蔵庫などの家電製品

電気器具からの距離と電磁波被曝（単位：ミリガウス）

	電気器具からの距離	15cm	30cm	60cm	120cm
台所	食器洗い機	20	10	4	—
	電子レンジ	200	40	2	—
浴室	ドライヤー	300	1	—	—
	電気髭剃り	100	20	—	—
居間	天井ファン		3	—	—
	壁面エアコン		3	1	—
	ラジカセ	1	—	—	—
	カラーテレビ		7	2	—
	白黒テレビ		3	—	—
洗濯・家事室	電気衣類乾燥機	3	2	—	—
	洗濯機	20	7	1	—
	アイロン	8	1	—	—
	携帯用ヒーター	100	20	4	—
	掃除機	300	60	10	1
寝室	空気清浄器	180	35	5	1
	デジタル時計		1	—	—
	アナログ時計	15	2	—	—
	小型モニター	6	1	—	—
	一般的な電気毛布	22			
	低電磁波電気毛布	1			

「—」は、正常なその場所の値だった場合。何も置かずに計測した部屋では、値が計測されなかった
（米国環境保護庁。あなたの環境の電磁波、日常使う家電製品の電磁波。オフィス・オブ・ラディエーション・アンド・インドアエアー、ラディエーション・スタディーズ・ディビジョン、ワシントンDC、1992年12月）

にスイッチを入れる。すべての家電製品が作動して、その部屋の椅子に座ると、約3ミリガウスの電磁波を浴びることになるという。（前頁の表）

米国環境保護庁は、電気毛布を使用すると、電磁場レベルは100ミリガウスにものぼり、送電線の近くに住むよりも高いと報告している。洗濯機の電磁場は、約15センチの距離だと20ミリガウスだが、約60センチ離れると1ミリガウスに弱まる。電気毛布を使用する閉経前の女性たちに、乳がんのリスクが少しずつ高まっていることがわかったという。

夜間の照明

人工的な光を浴び続けることは、脳内の松果体から分泌されるメラトニンを抑制し、乳がんのリスクを高めるという。メラトニンは、エストロゲンの生成を阻害するホルモンである。

夜間人工照明の専門家は、次のように警告している。

「私たちは、100ワットの電球にスイッチを入れ、赤ちゃんの衣服を替えたり、風呂に入ることを何とも思っていない……。しかし、結果的には、エストロゲンの分泌量を減らしてくれる暗闇を遮断していることになる。発展途上国の人たちや、私たちの祖父母世代には考えられない環境だ……。明かりをつけるたびに、知らぬ間に、悪い薬を飲んでいるようなものだ」

自分をまもるために

乳がんのリスクは環境を変えることで減らせるのだ。すべての年代の女性は、住環境において、合理的な予防手段を選べば環境的リスクを減らすことができるのである。

汚染源の近くに住まない

化学工場、原子力発電所、廃棄物処理場、強い電磁波源の近くに、家を買ったり借りたりしない。すでに、そのような場所に住んでいる場合、より安全な場所への引っ越しを考えること。

住環境をより安全にする

第1に、周辺に何があるかを知ること。パルプや製紙工場が、家族が釣りを楽しむ川の上流にないだろうか？　酪農場の近くに原子炉がないだろうか？　水道水の水源近くに、汚染源はないだろうか？　もし、1つでもあてはまるものがあれば、乳がんや他のがんのリスクを減らすために、必要な対策をとるべきだろう。

環境的な汚染源を減らすための精一杯の努力をすることだ。水道水を浄水する。汚染された牛肉、乳製品、魚、農産物、穀物などは、食べるのをやめるべきだ。

地域の環境運動組織にもかかわるようにし、自分が暮らす地域社会に対する有害物投棄や、その他の環境汚染源などと、闘うことも必要だろう。

家をまもる

家やアパートを引っ越す時には、次の危険を避けること。すでに、こうした危険があるなら、できるだけはやく排除すること。

- 天井や導管のアスベスト
- シロアリ駆除剤クロルデンで処理された後、汚染物質の残留がないと確認されていない家
- ジクロルボス（DDVP）を含む殺虫剤
- 基礎剤としてのベースメントオイル
- 私用または公用の汚染された水
- 屋内または屋外の強い電磁場
- 汚染された衣類

家庭内の発がん性物質を減らす

●家庭用品 有毒化学薬品の使用をできるだけ排除すること。排除できないものは正しく保管し、正しく扱う。そのような化学薬品を使用している時、家族を近寄らせない。スプレー式塗料、塗料除去剤、噴霧式スプレー製品、特にメチレンクロライド高圧ガスは使用を避ける。ヘキサクロロベンゼンなど、乳がんの発がん性物質を含む「絵の具」も避ける。自宅で仕事をする画家や職人などは、作業スペースと生活スペースを区別する。

●農薬や産業化学物質 家庭用の殺虫剤として、ジクロルボス（ＤＤＶＰ）を含むものは決して使用しない。エストロゲン様物質または発がん性物質の、アトラジンや2、4－ジクロロフェノキシ酢酸など、芝用の農薬を避ける。除虫菊抽出物、脂肪酸せっけん、ホウ酸や益虫、上級の園芸油、物理的障壁やフェロモン捕集、その他の安全で自然な代替物を使用する。汚染された水から害を受けないためには、飲料水を浄水すること。

●暖房や調理のガス 使用していない灯油ヒーターやガスバーナーは必ず消す。できるだけ窓を開け、換気を良くする。ヒーターをつける代わりに、暖かい服を着る。

●汚染された衣類 あなたや家族は、発がん性物質や有毒物質にさらされる環境で働いているかもしれない。帰宅前に着替えて、可能であれば、仕事着はその職場内で洗浄してもらうようにする。2次汚染を避けるため、私服と仕事着は別のクローゼットにしまう。汚染されたものは家に持ち帰らず、体の露出した部分は丁寧に洗浄する。

家庭内の電磁場を減らす

私たちは、家庭用電化製品をすべてなくすことはできない。しかし、電磁場を減らすことはできる。例えば、できるだけ電気を使用しない道具を使うようにする。電動缶切りや泡だて器を手動のものに替え、電気毛布の代わりに毛布を2枚重ねる、髪も自然乾燥させる。

電磁場は、距離が離れると強さが弱まるので、できる限り、電化製品からも遠ざかる。テレビの近くに座ることを避け、コンピューターには、電磁場防護シールドを使う。そして、どんな電化製品も、使い終わったら必ずスイッチを切ること。

夜間照明を避ける

メラトニンを最大限に生成させるためには、暗闇で眠ることが大切である。室内のすべての明かりやテレビを消し、ブラインドなどで外の照明の明かりも防いだほうがよい。

第12章

職場にある危険

職業によって、有害化学物質にさらされる機会は違っており、女性の乳がんのリスクも影響を受ける。最も危険な職業は、石油化学、原子力、電気に関する産業だ。

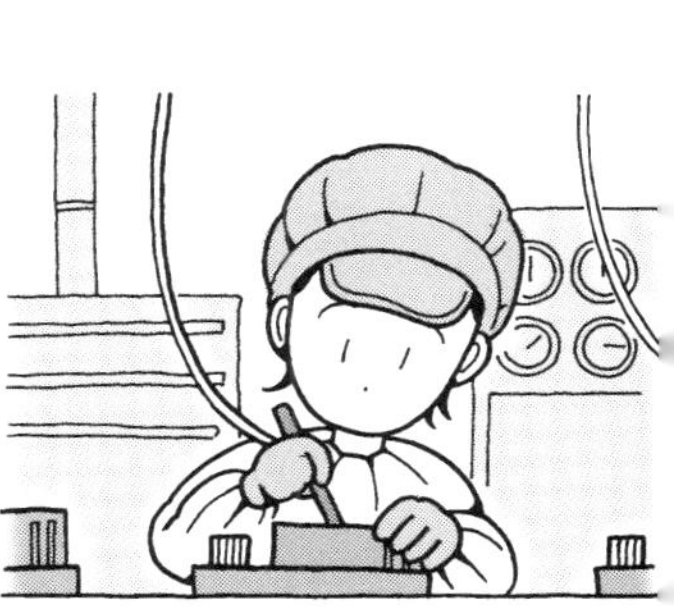

女性が製造業や化学産業など、リスクの高い職業に従事するようになって久しい。しかし、社会全体では、こうした職場に、乳がんのリスクが存在していることが理解されていない。私たちが知る、職業特有の乳がんリスクだけを考えてみても、気がかりなことは山ほどある。

様々な職場に特有な50種類以上の発がん性物質が、実験用動物に乳がんを発症させている。したがって、女性たちが職場でそれらにさらされれば、同じように影響を受ける可能性が強い。

がんのリスクがある職業

アメリカでは、合計約１００万人の女性が、石油化学業、製造業、美容産業で働いており、発がん性物質にさらされている。

石油化学系の仕事

石油化学産業で働く女性の乳がん発生率は、他の職業の女性に比べて、最大で4倍も高いという。石油化学系の仕事では、実験用ラットにがんを誘発する発がん性物質（ベンゼン、ベンゾピレン、ベンズアントラセン、１-ニトロピレン、メチレンクロライド）などに、つねにさらされることになる。

プラスチック、ポリ塩化ビニルを扱う職場における発がん性物質が明らかになった。この物質にさらされている女性たちには、乳がんの危険がもたらされる。

ほかに、リスクが高い女性の職業は、石油関連染料や溶剤に触れる繊維製品業界、化学薬品やガスを取り扱うような業種、また、四塩化炭素、ホルムアルデヒド、スチレン、メチレンクロライドを扱う業種がある。特に気がかりなのがメチレンクロライドで、全米で35万人あまりの女性が働く製造業、繊維製品業界、写真、印刷、鋳造や、その他の業界で使用されている。同様に、塩素化有機溶剤やフロンにさらされることが多い、電気整備工、印刷業、航空整備員、また、滅菌剤として使用されるエチレンオキサイドガスにさらされる医療従事者の女性たちにも、乳がん発症率が高かった。

有機溶剤は、乳房脂肪に蓄積され、凝集することがわかっており、その後、乳腺小葉や乳管に移動する。すると、溶剤は乳房の中の酵素P‐450によって活性化され、非常に不安定な発がん性物質を作り出す。乳房には、肝臓や腎臓と違い、発がん性物質を無害にする解毒酵素がない。したがって、発がん性物質は、乳房組織の中で変化せず存続し続けることになる。

ダイオキシンは、触れた部位にがんを引き起こす。

美容師

今日、20万人以上のアメリカ人女性が美容業界で働いており、同時に、発がん性のある髪染め染料にさらされている。実際、一般的な髪染め染料に使われるジアミノアニソール、ジアミノトルエン、パラフェニレンジアミンが、実験用動物に乳がんを誘発させているからだ。

薬剤師

薬剤師の乳がん発症率も高い。職業柄、取り扱い中にエストロゲンやプロゲスチンに触れているからではないかと考えられる。経口避妊薬製造工場の従業員が、急性のホルモン性症状を訴えた、という興味深い報告がある。また、これらのホルモンが、乳がんを誘発することが明らかに示されている。

薬剤師は、乳がんのリスクを高めることで知られている降圧剤や抗生物質を取り扱う。また、抗がん剤なども、乳がんを誘発する原因物質になる可能性がある。

金属加工業

鉛、カドミウム、それから、クロム、ヒ素、ベリリウム、ニッケル、はんだ、などからなる合成金属への曝露と、乳がんリスクの上昇とに関連性を見出したという研究結果がある。

乳がんリスクの上昇は、加圧、金属切断などの工程で、金属加工油にさらされる女性にも報告されている。これは、メチレンクロライドや、その他の関連溶剤が、金属加工油に含まれているためで、その他にもベンゼンやベンツピレンなどの汚染物質もあるからだ。

アスベスト作業

アスベストは、長い間、肺がんとの関連が注目されているが、乳がんのリスクファクターでもあるかもしれない。１９６７年という昔に、アスベスト製品を製造する７００人の労働者を対象にした調査が行われており、非常に高い割合で乳がんが発生していたことがわかった。

画家

絵を描くことも、様々な発がん性物質に長期間、さらされることになる。動物実験でも、ベンゼンが乳がんを誘発することが確かめられており、動物と人間双方では、メチレンクロライドなどによる乳がんの誘発がわかっている。

放射線技師

第5章の「マンモグラフィー」の章では、放射線と乳がんのリスクとの関係について詳細に述べたが、放射線技師に乳がん発症率が高くなるのは、もっともなことである。

①電離放射線

何十年も前から、乳房、特に閉経前の女性の乳房が、発がん性のあるX線に敏感であることを私たちは知っている。

文字盤を蛍光ラジウムで塗装していた女性が、週に0・5ラド被曝していたことが記録されている。特に20代で被曝していた女性は、高い確率で乳がんを発症した。

また、1950年〜1980年の間に雇用されていた、2万7000人の診断用X線技師に、高い乳がんの発症率が見られたという。

ハンフォード原子力発電所の作業員の間に、やや高い乳がん発症率が見られた。他の工場作業員と比べると、原子力発電所の作業員のリスクは3倍高かった。

放射線のリスクは、動物実験や、原爆被爆生存者、診断用放射線、放射線治療などで被曝した女性に乳がん発症率が高いという事実でより明確になっている。放射線はエストロゲンの発がん性を増大させる。

②電磁場

電気は、生物活性のある長い放射線波、いわゆる電磁場を作り出す。電磁場は、屋内、屋外、どこにでもあるが、ほとんどは、健康上の危険をもたらすことのない低いレベルだ。しかし、女性が電磁場にさらされるような職業に就いていると、乳がんのリスクが上昇するようだ。例えば、スピードガンを使用する交通警察官、電話交換師、電気系統作業員などがある。

他の研究でも、電車の運転手、電気技師、電話敷設業の女性に乳がん発症率が高く、電磁場が原因であるとした。

研究では、電磁場が、松果体から分泌されるメラトニン・ホルモンの生産を抑制することがわかり、そこから電磁場と乳がんとの関連性が支持された。メラトニンは、エストロゲン値を調整して正常なバランスを維持しようとし、結果的に乳がんから保護するように働く。

このように、職場や製造作業所などは、電磁場被曝の源でもある。対策としては、電磁場源から離れることが重要だ。例えばコピー機は、約15センチの距離では90ミリガウス放射し、120センチ離れるとわずか1ミリガウスになる。

教師やその他の専門職

不思議なことに、専門職に就く女性、特に教師は、乳がんのリスクが高くなっている。

原因として考えられる可能性の1つは、日常的に、そして集中的に、学校内で発がん性農薬

職場にある発生源からの電磁波被曝

発生源からの距離		15cm	30cm	60cm	120cm
工場	充電装置	30	3	―	―
	ドリル	150	30	4	―
	電動スクリュードライバー充電時	―	―	―	―
事務所	空気清浄機	180	35	5	1
	コピー機	90	20	7	1
	ファックス機	6	―	―	―
	蛍光灯	40	6	2	―
	電動鉛筆削り機	200	70	20	2
	ビデオディスプレイ端末(カラーモニター付パソコン)	14	5	2	―

「―」は、正常なその場所の値だった場合。何も置かずに計測した部屋では、値が計測されなかった。
(米国環境保護庁。あなたの環境の電磁波、日常使う家電製品の電磁波。オフィス・オブ・ラディエーション・アンド・インドアエアー、ラディエーション・スタディーズ・ディビジョン、ワシントンDC、1992年12月)

にさらされていることが挙げられるかもしれない。しかし、他の専門職、牧師、数学者、コンピューター科学者や栄養士などでも、同様に乳がんリスクの増加がみられる。このような場合、関連するリスク要因は、職業的なものより、個人的なものと考えたほうが自然である。

例えば、専門職に就く女性は、出産時期が比較的遅く、ブルーカラー労働者の女性たちよりも長期間にわたって経口避妊薬を使用する傾向がある。大学卒の女性は、専門職に就くことが多く、第一子を30~44歳で出産し、授乳しないか、または授乳制限をするため、その結果として、がんのリスクが上昇するのではないだろうか。

また、もう1つの考えられる可能性は、専門職の仕事は、デスクワークが多い。職業柄、非活動的なために、肥満傾向になりがちであり、そのため乳がんのリスクが高くなっているという研究結果が出ている。

自分をまもるために

職業的な乳がんのリスクは、原則として避けられる。理想をいえば、すべての人が可能な限り安全な職業を選べれば良い。しかし、そう簡単に職業を変えることはできないだろう。もし現在、リスクが高い職業に就いているなら、より安全な環境を雇用主に求めるべきだ。

発がん性物質を避ける

すでに明らかになっているような、発がん性物質にさらされる職業には、就かないようにするのが大切だ。もし、すでに、危険にさらされているなら、より安全な別の職業に変わることも考えるべきだろう。働いている学校で農薬を使用しているなら、教育委員会に対して、できるだけ早い時期にそれをやめるように働きかけたほうが良い。

そして、座ってばかりいる仕事なら、仕事の前後に運動を心がけよう。

安全な職場環境を求める

もし、職場で発がん性物質を避けることができない場合、雇用主に対して強く安全対策を求めるべきである。

危険な化学薬品は、はっきりと表示する

自分の仕事にどのような化学薬品が関与しているか、発がん性があるかを知ること。職場にある化学薬品や毒性について書かれている「製品安全データシート」を求め、労働者がそれを見られるようにすること。

また、国際がん研究機構、国立労働安全衛生研究所、環境保護庁が発行しているような資料を参考にするのもよい。とにかく、完全な化学薬品名（コード名や複合名、商品名は不可）を明確に表示することを求め、それらの危険にさらされた時の対処方法についても、情報を要求すること。

●**クローズドシステム**　発がん性物質を、特別に閉鎖された環境内に留め、無関係な労働者があまりさらされないようにする。

●**換気をよくする**　工場全体をよく換気し、発がん性物質にさらされる機会や、他の場所へ有毒物質が拡散するのを防ぐ。

●**局所排気装置**　労働者が、直接発がん性物質を扱う場所では、局所排気装置を完備して換気をしなければならない。

●**保護用の衣類や道具を使用**　発がん性物質や、その他の毒物を扱う労働者は、不浸透性の作業服、呼吸マスク、手袋、ゴーグルなどを使用すべきである。また、保護用の道具は、その職場にある発がん性物質に対して効果があることが関係機関によって認められたものでなければならない。保護用の道具を使用するだけでなく、換気、毒物の明示、なども同時に怠ってはならない。

X線を扱う作業者は、できるだけ被曝を防ぐように、特別な予防策を行わなければならない。電磁場にさらされる労働者は、遮へいを行ったり、電磁場源から遠く離れるなどして、被曝を減らす必要がある。例えば、事務職の場合は、電気機器から遠い席に座り、コンピューターのモニター画面からの電磁場による被曝を減らすため、鉛を含んだガラスシールドを使用すべきである。

●**空気の質の調整**　工場や特定の作業所では、発がん性物質の空気濃度が、場所によって大きくなっている可能性がある。雇用主は、比較的低いレベルの10億分の1（ppb）程度まで、汚染物質を感知できる探知装置を置き、職場の空気の質を定期的に測定しなければならない。放射線作業者は、環境を確認するためにX線バッジを使用すること。電磁場作業員は、ガウスメーターを使用すること。

●**加工所のコントロール**　発がん性材料が、加工作業所を汚染しているかもしれないため、頻繁に検査して確かめる必要がある。

●**医学的監視**　雇用主は、尿検査、血液検査、毛髪分析、呼気分析などを含めた定期的な検診を労働者に行わせることが必要であり、それによって有毒化学物質による健康への影響を監視しなければならない。

もし、検査で、化学物質が体液から検知されたり、血液細胞に遺伝子損傷の徴候が見られたなら、労働者は雇用主に対して、緊急対策をとるよう要求しなければならない。

●**清潔で汚染されていない衣類**　毒物を家に持ち帰り、他の衣類を汚染してしまわないために、すべての作業着を家の外で洗い、他の衣類から離しておく。可能なら、洗濯と洗濯の間に、2回ほど洗濯機を空で回すこと。さらに良い方法としては、毎日、雇用主側に作業着の洗濯を依頼し、新鮮で清潔な汚染されていない作業着を用意してもらう。

●自営業者 もし、芸術家や職人などのような自営業者であれば、自分自身の安全に責任を持つ必要がある。自分が作業に使用する材料について、リスクを知ることである。ラベル表示を注意深く読み、製造者からすべての製品について製品安全データシートを求め、どのような注意、安全装置、浄化手順により、汚染を免れることができるかを知る必要がある。そして、可能な限り、いちばん安全な材料と手順を選択すること。画や工芸の材料の新商品にも関心を持ち、新しい時代にも目を向ける。仕事場を換気し、できるだけ清潔にすること。仕事場と生活スペースを分け、仕事場での食事、飲用、喫煙は避ける。

訳者あとがき

〝ピンクリボン〟の実状

氏家京子

この本で話題の中心になっている病気は、乳がんです。多くの人たちは、この種の病気が「生活習慣病」であることを知っています。「生活習慣」に原因がある「病」なのです。かつては「成人病」と呼ばれていたけれども、若い人にも発症する数が多くなり、「生活習慣病」と呼ぶことになりました。時代が進むとともに、かつては「成人」にしか見当たらなかった病気の原因が、今ではほとんどすべての人の「生活習慣」に組み込まれてしまった結果です。

原因が「生活習慣」にあることがわかっているのだとすれば、ある程度は事前に避けることができます。あらかじめわかっている原因を避けて暮らす、リスクの数を減らす、そうした行動の変革は可能なことです。「それが、なかなかできないのよね……」という声はよく聞きます。でも、実際の医療保険を例に挙げてみても、困った事態が起こってからでは遅いのです。

多くの人たちが、あらかじめ「生活習慣」を良い方向に変えることができないのには、「どの生活習慣を変えるべきか、知らない、わからない、気づいていない」という理由もあります。本書の著者、エプスタイン博士は、それを「知らされていない」という言い方で表現しています。また、個人の責任に転嫁することが可能な「生活習慣」だけでなく、個人の力ではなかなか抗えない大企業や大組織が作り出す「環境や職場」といった「もう1つの生活習慣」にも、発病の原因が数多く隠されていると述べています。その背景には、「知らせようとしない」意図があり、「知られると困る」人たちがいる、というのです。特に「がん」という病気に関して、「知らされていない」ことが多いとエプスタイン博士は言っています。

私は、健康雑誌の編集部に就職したことを最初のきっかけとして、その後、フリーランスのジャーナリストとなり、10年余り、国内外の健康業界や医療業界を広く浅く、ときには狭く深く、見聞してきました。こうした業界にお世話になり、病気と闘っている人たちとも、お会いしてきました。また、「日本よりも代替医療が進んでいる、患者中心の医療が進んでいる」と日本のマスコミで紹介されがちな、アメリカ（主にカリフォルニア州）にも足を運び、その様子を眺める時間を積極的に作ってきました。そこで、エプスタイン博士の講演も聴くことになりました。

エプスタイン博士らの講演を主催する団体は、「知ることが力になる」というキャッチフレーズを、講演パンフレットに書いていました。やはり、「知らされていない」という現実を踏まえた上で、そうした講演会をロサンゼルスで30年以上も開催している団体でした。10年前も、今でも、その状況は、ほとんど変わりません。ただ、年々、「知ろう」として集まる人の数は増えています。

私は、漠然としたイメージで、アメリカは自由の国だと思っていました。しかし、講演会場では、人々の健康づくりには自由がないことや、心ある医師たちが自由で安全な治療活動をできないでいることに不満を抱いている人々が集まって励ましあい、訴えていました。

実際、アメリカは、健康と医療に関しては、不自由な国といえるかもしれません。特にがんに関しては、州による違いこそあれ、強烈に不自由な国のようです。そして、不自由だから、自由になるために「知ろう」と努力する人がいます。まだ、不自由であることに、気づいていない人さえいます。どうしてそんなことになっているのか、それは、アメリカの一部の人たちにとって、「がん」は「戦争」のようなもので、失いたくないビジネスチャンス、市場です。

「でも、日本は違うんじゃないの？」、読者のみなさんは、そう思うかもしれません。

確かに、本書で述べられているようなアメリカの不自由さに比べれば、日本は、まだマシのように思えます。私も、そう思っていました。


ある時、やはりロサンゼルスでエプスタイン博士の講演を聴き、日本に帰ってきた直後のことです。日本の新聞や雑誌で、突然のように〝ピンクリボン〟という言葉が溢れているのに気づきました。次の年も、その翌年も。そして、その輪と勢いは、どんどん日本全国に広がっており、毎年10月は「乳がん月間」ということで、２００６年には東京都庁、表参道ヒルズ、東京タワー、神戸ポートタワーなどが〝ピンクリボン〟を表すピンク色にライトアップされ、関連したシンポジウムなどが全国規模で開催されました。

この〝ピンクリボン〟は、乳がんの早期発見、早期診断、早期治療の大切さを訴えるシンボルマークで、これを掲げたキャンペーンはアメリカが発祥、と報道されています。

日本では、女性の30人に1人（データによっては、20～23人に1人）が乳がんを診断されるようになり、乳がんは30～64歳までの女性のがん死亡原因でトップになりました。そこで、「早期に発見できれば治癒率が高いから、毎年マンモグラフィー検査（乳房のX線検査）を受けよう」、というのがこのキャンペーンの中心的なメッセージです。キャンペーンのイベントを主催するようになった朝日新聞社が、2006年11月14日付の全面記事でその模様を報告している見出しも、「乳がん検診広がれ」でした。

日本では、2004年4月以降、乳がん検診制度が改正され、(以前は50歳以上だったのが)40歳以上の女性は視触診とマンモグラフィーの併用検診を2年に1回実施する制度となりました。しかし、マンモグラフィーの機械を持つ医療機関が日本ではもともと少なかったこともあり、受診率が低迷しています。ですから、なおさらキャンペーンにも勢いが付くわけです。

すでに本書をお読みになられたみなさんは、マンモグラフィー受診の年齢が40歳以上に繰り下げられたことに、首をかしげることでしょう。まだ、閉経前の女性もいる年齢です。本書の著者エプスタイン博士は、閉経前の女性がマンモグラフィーを定期受診するのは百害あって一利なし(その他のリスクを考慮し、細かな例外を除いて)、と一貫した主張を続けています。こうした事実がアメリカでは「知らされていない」ので、知らせるために本書を出版したと述べています。

さて、日本では、どうでしょうか。私が見聞した限りにおいて、やはり、マンモグラフィーの危険性を、その利点と同じだけ積極的に伝える文章や発言には出会ったことがありません。例えば、私が田舎の小さなコンビニエンスストアで見つけた、その名も『ピンクリボンブック（オレンジページ）』という乳がんに関するビジュアル本でも、扱っているのはほとんどが診断と治療に関する情報で、マンモグラフィーの利点をよく説明している反面、その短所や予防については思い出したように触れているだけでした。

私は、「日本は、アメリカとは違う」とは言い切れないと思いました。第一、アメリカの「がんビジネス」で豊かになることを望む人たちは、日本を1つの市場として海の向こう側から眺めています。これからこの国では、多くの医療機関にマンモグラフィーの機械や、予防のための抗がん剤を売ることができるのです。過去にアメリカで起こったことが、その後の日本で起こるのは、よくあることです。

2007年2月5日付けの朝日新聞に、「マンモグラフィー（視触診と）併用でも、乳がん見落とし、40代3割」という記事が、第1面に掲載されました。同記事によれば、大内憲明教授（東北大学）が主任研究者をつとめる厚生労働省研究班の研究で明らかにされたことで、「乳腺密度が濃い40代は、マンモグラフィーに腫瘍が映りにくい可能性が以前から指摘されていた。それが裏付けられた形で、研究班は、超音波（エコー）を併用する検診の研究が必要だと指摘している」と、岡崎明子記者が書いています。マンモグラフィーの危険性に関する指摘ではありませんでしたが、アメリカの姿勢をそのまま受け継ぐのとは違った立場が日本にはあることに、幾分かの希望を見出しました。

しかし、〝ピンクリボン〟にかかわっているすべての人たちが、そのキャンペーンの結果として生じるビジネスチャンスや市場にプライオリティー（優先性）を感じているわけではありません。キャンペーンのイベントに参加する多くの人たちは、それがアメリカであれ、日本であれ、「何か、社会的に役立つ前向きな行動に参加したい」と思っています。乳がんで大切な人が亡くなったという辛い経験から、〝ピンクリボン〟に協力している人もいることでしょう。

ただ、重要なことを「知らされないまま」、気軽に〝ピンクリボン〟を付けている人がとても多いのです。このように、「知らされていない」人たちの「善意」をうまく利用し、成長してきたのが、まさにアメリカの〝ピンクリボン〟です。

アメリカの〝ピンクリボン〟の始まりについては、乳がんアクション（サンフランシスコ）のサンディー・M・フェルナンデスがウェブサイト「シンク・ビフォア・ユー・ピンク」で説明しています。1980年代半ば頃から、アメリカの企業世界では「慈善運動に関連したマーケティング」というものが「発明」されていたと、フェルナンデスは述べています。「消費者の半数以上が、良いことをしている企業の商品を買いたがる」ことが実証され、「慈善事業に参加していることを宣伝材料にして、より利益を増やす」方策を、企業の役員たちは考えるようになったのです。

この流れに乗り、〝ピンクリボン〟も、順調に影響力を増していきました。企業は、どんなに少額の寄付でも、〝ピンクリボン〟を利用できます。「何か、社会的に役立つ前向きな行動に参加したい」と感じた人が〝ピンクリボン〟に支払ったお金の多くは、売り上げを伸ばしたいと思っている企業の利益になっていることでしょう。エプスタイン博士が本書で重要性を訴えている、「がんの予防」のために使われるお金にはならないのです。

さて、日本の〝ピンクリボン〟は、どれくらい影響力があり、どこまで乳がん撲滅に貢献できるのでしょうか。正直、私には見当もつきません。ただ、今のところ、日本で行われているこのキャンペーンのイベントを主催したり、協賛する企業のほとんどは、マンモグラフィーの受診者が増え、予防のための抗がん剤が売れ、乳がんと診断される患者が増え、治療による副作用で悩む人が増えることで、利益を得る企業でアメリカと同じ状況です。今後、それと同じくらいか、それ以上に、「乳がんにならないよう予防のために行動する」人を増やすような、そんな影響力を日本の〝ピンクリボン〟が生み出していってくれたら良いなと願うばかりです。

読者のみなさんも、本書をきっかけに、「知らされていない」ことがあるという事実と、そうした情報を「知る」ことが大切であることに気づいていただければ、本書の翻訳者として幸いに存じます。

●著者紹介

Samuel S. Epstein, M. D.（サミュエル・S・エプスタイン）

イリノイ大学シカゴ校公衆衛生スクール、職業医学・環境医学名誉教授。がんの環境原因に関する専門家として、国際的にその名を知られる。がん予防連合(CPC)チェアマン。全米ライターユニオン、メンバー。

260以上の論文と、『The Politics of Cancer（がんの権力闘争）』『Cancer-Gate(キャンサーゲート)』など11の著・共著書があり、日本語訳されたものに『ガンからの警告』（リヨン社、2006年）がある。公共政策に精通し、米国上院公共事業委員会の顧問、議会法案起草、議会の証言、環境保護庁「健康への影響諮問委員会」、「職業別発がん性物質規制に関する労働者諮問委員会」など各種連邦委員会構成員を務めた経験があるほか、DDT・アルドリン・クロルデン等有害物質や農薬の規制でも中心的な役割を果たしてきた。石油化学製品や消費者製品（遺伝子組み換え型成長ホルモンを使用した牛乳、性ホルモンを移植した食用牛肉）に潜むがんのリスクに関して、世界でも指導者的な役割を担い、1997年1月のWTO（世界貿易機関）聴聞会でECに対する証言を行うなどしている。

1969年、毒性学会（SOT）・功績賞。1977年、全米野生生物連盟・保護賞。1989年、環境正義賞。1998年、ライト・ライブリフット賞（がん予防分野での国際貢献で）。1999年、バイオニアズ賞。2000年、プロジェクト・センサード賞（米国がん協会に対する批評で）。2005年、ポーランド医学アカデミーから、人道主義に対するアルバート・シュヴァイツアー・ゴールデン・グランドメダルを授与される。2004年、アメリカ資本主義に関するドキュメンタリー映画『ザ・コーポレーション』に出演。

ウェブサイト　http://www.preventcancer.com/about/epstein.htm

David Steinman（デイヴィッド・シュタインマン）

『ダイエット・フォー・ア・ポイズンド・プラネット（汚染された惑星の食事）』などの著作を持つ。

Suzanne LeVert（スザンヌ・ルバート）

『ザ・ウーマン・ドクターズ・ガイド・トウ・メノポーズ（女医のための更年期ガイド）』など、健康関連書籍の著作を複数持つ。

●訳者紹介

阿部孝次（あべ・こうじ）

1945年生まれ。中央大学法学部政治学科卒業、同大学院社会学科中退。メディカル・ジャーナリスト。数誌の雑誌記者を経て、1981年～2001年までの20年間、月刊『健康医学』編集部所属。この間、日本とアメリカの代替医学、東洋医学、民間療法を取材。東洋医学でいう瘀血の病理観と欧米の代替医学にある「異常血液」の自己観察法を統合することに興味を持ち、2001年独立、IHE（International Health&Education）ジャパンを主宰。その科学的解明と大衆的観察会を活動の中心としている。主著に、瘀血吸圧の原理と血液観察を解いた『バンキー療法を知ってますか』（健康医学総合研究所）、共訳書に『【決定版】ゲルソンがん食事療法』（徳間書店）がある。また、ジェイムズ・プリビテラ医学博士著『沈黙の血栓』（中央アート出版社）で日本版向けの解説を担当。

氏家京子（うじいえ・きょうこ）

1972年生まれ。藤女子大学文学部英文学科卒。健康雑誌の編集部に6年間所属。同時期、栄養療法や自然療法に関する海外取材と書籍翻訳を開始。独立後、アメリカン・バイオロジックス・ジャパンで資料翻訳に1年間従事。現在、フリーランスジャーナリストとして取材、執筆、翻訳、講演のほか、がんの食事療法で知られるゲルソン療法の情報・教育活動も行っている。訳書に、『脳に効く栄養』『沈黙の血栓』『関節痛・リウマチは完治する』（中央アート出版社）、『【決定版】ゲルソンがん食事療法』（徳間書店）、著書に『食用油には危険がいっぱい！』（中央アート出版社）等がある。日本食生活ジャーナリストの会、日本医学ジャーナリスト協会会員。ゲルソン・インスティテュート認定ゲルソン・ケアギバー、及び、同ホームセットアップ・コーディネーター。
ウェブサイト　http://www10.plala.or.jp/healthfreedom/

葉山悠子（はやま・ゆうこ）

1962年大阪生まれ。慶應義塾大学経済学部卒業後、外資系銀行勤務を経て、英語関連業に転職。子育てをするうちに、食生活や健康に関心を持ち、整体、アロマセラピーを専門学校で習得する。現在は、医学、健康関連の翻訳業に従事している。

SB-515

医者はなぜ、乳がんの「予防法」を教えないのか

発行
2010年3月10日　初版第1刷

著者
サミュエル・S・エプスタイン
デイビッド・スタインマン
スザンヌ・ルバート

訳者
阿部孝次＋氏家京子＋葉山悠子

発行者
吉開狭手臣

発行所

中央アート出版社
〒101-0031　東京都千代田区東神田 1 - 11 - 4
☎ 03（3861）2861 代表
郵便振替　00180-5-66324
http://www.chuoart.co.jp
E-mail:info@chuoart.co.jp

印刷・製版・製本
中央精版印刷株式会社

カバー印刷
石川美術

装幀
ギャラップデザイン室

編集
坂井　泉

ISBN978-4-8136-0581-2　C0047